荧光素眼底血管造影

（修订本）

主编　李筱荣　陈有信　李志清

天津出版传媒集团

天津科技翻译出版有限公司

图书在版编目(CIP)数据

荧光素眼底血管造影/李筱荣,陈有信,李志清主编.—修订本. —天津:天津科技翻译出版有限公司,2014.10

ISBN 978 - 7 - 5433 - 3441 - 0

Ⅰ.①荧… Ⅱ.①李… ②陈… ③李… Ⅲ.①眼底荧光摄影—血管造影 Ⅳ.①R770.41

中国版本图书馆 CIP 数据核字(2014)第 213785 号

出 版:天津科技翻译出版有限公司

出 版 人:刘 庆

地 址:天津市南开区白堤路 244 号

邮政编码:300192

电 话:(022)87894896

传 真:(022)87895650

网 址:www.tsttpc.com

印 刷:山东临沂新华印刷物流集团有限责任公司

发 行:全国新华书店

版本记录:787×1092 16 开本 13.75 印张 300 千字
2014 年 10 月第 1 版 2014 年 10 月第 1 次印刷
定价:138.00 元

编委会名单

主　　编

李筱荣　陈有信　李志清

编写人员（按章节顺序排名）

李筱荣　陈有信　李志清　刘巨平

胡博杰　程朝晖　张晓敏　张珑俐

苏　龙　于荣国　胡立影

前 言

眼底是全身唯一通过眼睛可以看到血管的部位,很多全身及眼睛局部的疾病在眼底都有特征性表现,而眼底血管造影给我们提供了动态、实时,甚至是功能性的信息,尽管目前眼科影像学的进展突飞猛进,但是眼底血管造影仍然是很多眼底疾病诊断的"金标准"和治疗及评价预后的重要指标。其原理、操作方法及图像的分析辨识是眼科医生的基本功,熟悉疾病的眼底血管造影表现可以丰富医生对疾病本质的认识。

本书希望以简洁、图文并茂的形式将眼底血管造影的原理、方法及疾病的特征性表现展示给大家,全书共分 15 章,总计 30 万字。由于眼底自发荧光检查是采用眼底血管造影设备和激发光进行的检查,同时是一种无创、快速的检查,对有造影剂过敏的患者也可以应用。因此,我们把这部分内容也归入本书。本书部分图像还提供了光相干断层扫描(OCT)的检查结果,希望对疾病的特征有更全面的展示。希望本书为广大眼科医生了解眼底血管造影起到抛砖引玉的作用,成为年轻医生、研究生、进修生及眼科专业技术人员常翻常新的手边书和速查参考。

本书是各位编委在繁忙的临床工作之余,选取了大量临床资料、参阅了大量文献并选择有代表性的图片精心编写的,由于编者水平所限,图片质量和数量多有不足之处,衷心希望广大眼科同道、专家不吝赐教,对本书的错误和不足做出指正(联系方式:iiitc1989@163.com),使本书更为全面和完善。

本书是在 2007 年版《荧光素眼底血管造影手册》的基础上编纂的,在此也衷心感谢 2007 年版的所有参编人员。感谢北京协和医院眼科王尔茜医师及荧光造影室杜虹和李东辉老师。感谢天津医科大学眼科医院眼底血管造影室的技术人员,感谢科教科徐一凡、孙国玲、杜静老师对本书出版所做的辛勤工作。

编 者
2014 年 9 月于天津

目　录

第 1 章

眼底血管造影

眼底血管造影包括荧光素眼底血管造影和吲哚青绿眼底血管造影,是眼科临床诊治眼底病的常用检查技术,对眼底病的诊断、鉴别诊断、指导治疗及判断预后等方面有很大帮助。

一、眼底血管造影的原理及技术操作

眼底血管造影的基本原理是将某种能够发出荧光的物质(如荧光素钠),快速注入被检者静脉内,循环至眼底血管中,用激发光来产生荧光,观察并及时拍摄眼底血液循环的动态过程。

(一)荧光素眼底血管造影

荧光素眼底血管造影(fluorescein fundus argiography,FFA)最基本的原理是将荧光素钠快速注入静脉内,用蓝光照射后可激发出黄绿光。眼内被血液充盈的血管、异常血管渗漏点附近的组织可以显影,用高速敏感的照相机进行拍摄或录像。

荧光素钠(sodium fluorescein)是一种中性物质、橘红色结晶,分子式:$C_2H_{10}Na_2O_5$,分子量:376.27,其激发光波长在紫蓝色波段(465~490nm)。激发出的荧光波长在黄绿色波段(520~530nm)。60%~80%的荧光素钠(简称荧光素)在血液中与血浆蛋白,尤其是与白蛋白结合,大约20%游离在血中,游离的荧光素钠可被激发光激发。静脉注射后1分钟内,荧光素即散布至全身组织。正常的视网膜与中枢神经系统因为有生理屏障,荧光素不至于渗漏在组织中,其余组织血管均可渗漏荧光素而使组织染色,如皮肤、黏膜在注射后呈现黄色。在血管中的荧光素随着血液循环而稀释,以致再次循环时,荧光明显减弱。荧光素于24小时内经肝、肾排出。静脉注射后2~4小时,皮肤发黄色,2天内尿液亦呈黄色。荧光素在眼底组织中,由于不同的组织渗透性而有差异。视网膜血管内皮细胞为紧密连接,此即血-视网膜内屏障(简称内屏障),不渗漏荧光素。大的脉络膜动、静脉也没有明显的渗漏。脉络膜毛细血管内皮细胞有"孔窗(fenestration)"，故荧光素能渗至血管外组织及 Bruch 膜的胶原层间。但视网膜色素上皮细胞之间由于有紧密的闭锁小带，形成血-视网膜外屏障（简称外屏障），使染料不能进入视网膜内。视盘组织内的正常毛细血管不渗漏荧光，在荧光血管造影过程中，通过周围脉络膜毛细血管渗漏的荧光，可使视盘边缘结缔组织着染。

荧光素钠静脉注射剂量，按体重计算为 10~20mg/kg。一般成人用 20%的荧光素钠 3~5mL 于 4~5 秒钟注射完毕。北京协和医院曾用 10%的荧光素钠来做试验，效果满意。试验证明，血中最佳的荧光素浓度为 1~10mg/100mL，高于此浓度，激发出的荧光强度并不相应增强，两者不再呈线性关系，而且高浓度（如 25%）的荧光素钠易发生沉淀。儿童或不能静脉注射的成人，可口服荧光素钠，剂量为 25~30mg/kg。一般于口服 5 分钟后，才在眼底出现荧光，故不适于拍摄荧光血管造影早期像，但可拍摄 5 分钟后，甚至 1 小时的荧光素造影像。口服液可配成 2%的水溶液或氯化钠溶液。

医师预约患者时，应除外严重高血压、肝肾功能损害、心脑血管疾病等全身疾病及哮喘和过敏史，除外闭角型青光眼可能。

造影开始之前，应再次明确是否已除外禁忌或得到妥善处理，应明确眼底病变要求造影重点了解的部位。此外，须检查眼底照相机各部件是否工作正常，注射消毒器具及抢救药物等是否准备妥善。向患者介绍造影要点，解除顾虑及紧张心情，

交代造影过程中及其后可能出现的反应及意外。患者或其亲属要在同意书上签字后，方可做散瞳、皮试及造影检查。

造影时，先拍摄立体彩色眼底像，再拍无赤光眼底片、双眼荧光对照片。助手给患者开始注射荧光素钠时，即开动计时器，3~5 秒注射完毕便拍 1 张片。为了不错过动脉前期，即脉络膜循环，需在 30 秒内连续拍片，每秒拍 1~2 张。如使用海德堡 HRA 系统拍摄，可以选择摄像模式拍摄早期像。当至 30 秒后，可每 5 秒拍 1 张，直至 1 分钟。然后于 2 分钟、5 分钟、10 分钟、20 分钟各拍 1 张。视病情需要，可缩短或延长间隔时间。造影过程中尽可能穿插拍另一眼。在拍片时，通过目镜可同时观看眼底，但必须注意严格按程序连续操作，切不能待到目镜下看到荧光再拍。因为早期循环时间短暂，稍有迟疑，即失去最佳时间。标准的眼底相片应按顺序拍摄，应尽量包括全部眼底。一般拍摄 7~9 个视野，其次序为后极部包括视盘黄斑、偏颞侧、偏鼻侧、颞上、上方、鼻上、鼻下、下方及颞下。

造影结束后，挑选清晰照片保存备份。荧光素造影报告一般需包括：各循环时期的荧光充盈时间、充盈是否完全、有无充盈缺损或无灌注。当发现异常荧光后，需追随其演变，如形态、大小、荧光强度的动态改变，以分析是否为窗样透见荧光或荧光素渗漏或晚期着染等。对于异常血管需注意有无管壁着染，有无血管外渗漏荧光。黄斑部位需在静脉早期注意拱环及其附近的改变。荧光素造影须结合临床

所有的检查资料来综合分析。

(二)吲哚青绿眼底血管造影

吲哚青绿眼底血管造影(indocyanine green angiography，ICGA)以吲哚青绿作为荧光染料进行血管造影，用于脉络膜血循环研究。由于吲哚青绿分子量大，与血浆蛋白结合紧密，不易从开窗的脉络膜毛细血管渗漏，且其激发光波长长于可见光源，穿透性强。因此，可通过高速摄影或实时录像，不仅用于了解脉络膜血循环动态，还用于脉络膜疾患、隐匿性脉络膜新生血管、息肉状脉络膜血管病变、某些视网膜疾患的诊断，以及屈光间质混浊、荧光素过敏患者的替代使用。

吲哚青绿又称靛青绿或福氏绿(Fox green)，为水溶性结晶，为防止溶解后再结晶，通常在其中加入少量碘化钠。分子式

$C_{43}H_{47}N_2NaO_6S_2$，分子量为 775，结构式如图 1-1。吲哚青绿最大吸收光谱为 795nm，最大激发光波长为 835nm，均在近红外光谱范围内。98%的吲哚青绿与血浆蛋白结合，可快速从肝脏中清除，并可在几分钟内从循环中消失，故对眼组织无明显着染，重复造影可在间隙很短的时间内进行。其与荧光素钠的比较见表 1-1。

用近红外光作激发光源，进行吲哚青绿眼底血管造影的优点为：①近红外光对色素上皮及黄斑叶黄素穿透性好；②近红外光为不可见光，对畏光患者易接受；③对视网膜的光毒性小，可作连续光源，进行高速摄影或实时录像；④近红外光不易散射，可用于有弥漫屈光间质混浊的患者的检查。

吲哚青绿眼底血管造影同样要除外相关禁忌证，严重肝功能不全者慎用。因含碘剂，故碘过敏患者存在吲哚青绿(ICG)

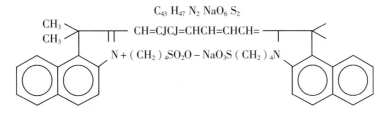

$$C_{43}H_{47}N_2NaO_6S_2$$

图 1-1 吲哚青绿的分子结构。

表 1-1

荧光素钠和吲哚青绿的比较

	荧光素钠	吲哚青绿
最大吸收光谱	485~500nm	795nm
最大荧光波长	500~530nm	835nm
血浆白蛋白结合率	60%~80%	98%
分子量(道尔顿)	376.27	775
荧光效应	强	弱(为前者的 1/25)

过敏的风险,但ICG的过敏发生率较荧光素钠低。造影时,选肘前静脉或前臂静脉穿刺,吲哚青绿剂量为0.5~1.0mg/kg,以蒸馏水稀释为1~2.0mL在5秒钟内注入,接着注入3~5mL生理盐水,最后以高速照相机或录影机拍摄。所得造影结果需结合临床其他检查结果综合判断。

二、仪器设备常识

眼底血管造影设备包括:闪光系统、照明光、激发光及屏蔽光滤光片、图像捕捉装置(摄像头)、计时器及立体照相等设施。在激发光源前放置一个激发光滤光片,只允许一定波长的光通过,血液或组织中荧光素吸收此波长的光,激发出荧光。在接受系统前放置一个屏蔽光滤光片,将激发光阻挡,只让荧光透过。

三、拍摄角度

操作前根据病变的需要调整拍摄角度,可调范围为20°~50°,广角可达150°。角度大,拍摄范围广,但放大倍数小;角度小,拍摄范围小,但放大倍数大,所拍摄影像清晰。30°可用于黄斑区、视网膜局部及视盘的造影,60°可以观察整个后极部,150°可以包含几乎全部视网膜,尤其对较周边的病变显示清晰。

四、眼底血管造影中相关的组织结构表现

荧光素钠从肘前静脉注入血管内,随

血流经右心,随肺循环到左心再通过主动脉、颈动脉和眼动脉到达眼底。这段时间称为臂-视网膜循环时间。正常臂-视网膜循环时间为10~15秒。视网膜动脉前期(choroidal circulation phase)是指睫状后短动脉充盈,但视网膜中央动脉未充盈的时期,前者一般比后者提前0.5~1.5秒。此期可见脉络膜、视盘、睫状视网膜动脉的充盈。其中脉络膜荧光因脉络膜血供分区而呈斑块状、大片状或地图状,在各部位充盈时间可略有出入。当视盘上视网膜中央动脉出现荧光时,即为视网膜循环的开始。动脉血流速度快,约1~2秒钟后,全部动脉充盈。视网膜毛细血管充盈达到荧光素循环至毛细血管后小静脉所需的时间为视网膜动静脉期。在正常的黄斑暗区,暗淡的脉络膜荧光衬托出单层毛细血管网,其最近中心的毛细血管形成一个环,环绕中心凹无血管区,称为黄斑拱环(boundary of fovea capillary free zone)。在糖尿病等病理状态下,黄斑拱环结构可被

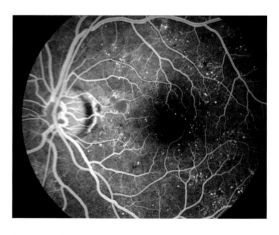

图1-2　拱环破坏。

破坏(图 1-2)。血液从小静脉回流至视网膜分支静脉时,静脉期开始。此时,染料沿着管腔边缘充盈,形成清晰的层流外观(图 1-3),并持续一段时间。从视网膜充盈到静脉出现层流,一般约需 2.5~3 秒。静脉荧光可持续 15~20 秒甚至以上。静脉期又可分为早、中、晚 3 期。早静脉期:可见分支静脉充盈及主干静脉层流。中静脉期:主干静脉接近完全充盈,静脉荧光强于动脉。晚静脉期:静脉主干全部充满荧光,动脉内染料开始排空。在中静脉期至晚静脉期内,眼底荧光最为强烈,此后荧光素钠再循环导致眼底荧光减弱。晚静脉期在静脉注入荧光素后 10 分钟,视网膜血管内的荧光明显减弱,甚至消失,异常渗漏的荧光染色更加明显(如瘢痕及玻璃疣染色),黄斑囊样水肿(图 1-4)所致染料积存较前增强,而脉络膜背景荧光、巩膜荧光、视盘边缘荧光仅残留微弱荧光。

在有病变的眼底,荧光素眼底血管造影可显示多种异常。在眼底任何部位的荧

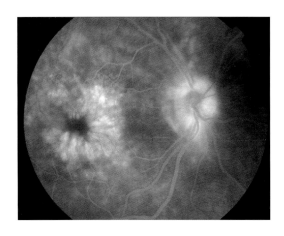

图 1-4 囊样黄斑水肿。

光强度增加均称为强荧光(hyperfluorescence),常见于:①由于视网膜色素上皮缺损或脱色素,增加了背景荧光的透见,即所谓窗样缺损 (window defect)(图 1-5);②荧光素钠经内屏障渗漏至血管外(图 1-6),或经外屏障渗漏至 RPE 前(图 1-7);③新生血管(图 1-8),大小血管瘤(图 1-9)等异常的血管结构;④组织损伤修复与已被破坏的组织均可滞留荧光。任何情况下的荧光强度降低均为弱荧光

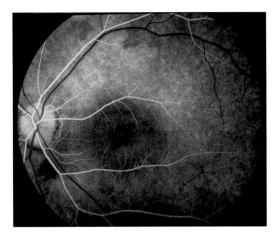

图 1-3 静脉层流。

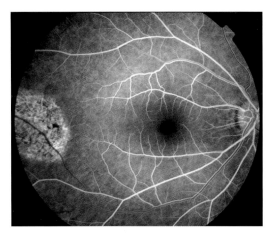

图 1-5 窗样缺损。

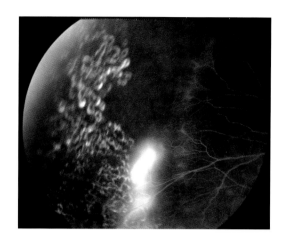

图 1-6　荧光素经内屏障渗漏。

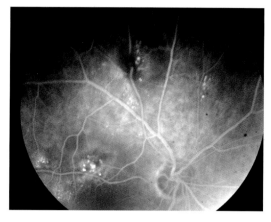

图 1-9　微血管瘤。

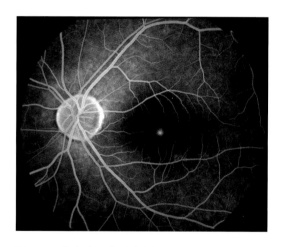

图 1-7　荧光素经外屏障渗漏。

(hypofluorescence)，常见于：①出血、色素等不发荧光的结构遮挡正常荧光，即遮蔽荧光(blocked fluorescence)(图 1-10A-C)；②血循环被阻、血管充盈缺陷；③眼底组织中积存某种吸收激发光的物质，使得循环的荧光素未能激发出荧光，主要见于 Stargardt 病的脉络膜暗背景(图 1-11)。在视网膜血管与脉络膜血管荧光完全消退后(约 10~15 分钟)，眼底还存在的任何荧光都是血管外的荧光，即荧光素渗漏(fluorescein leakage)。任何疾病导致视网膜血

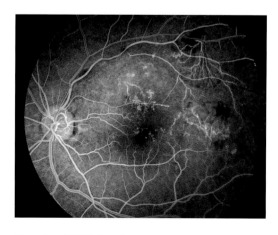

图 1-8　典型新生血管。

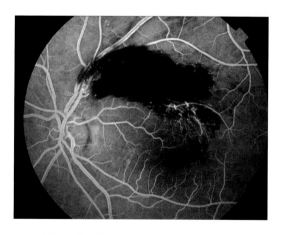

图 1-10A　荧光遮蔽。

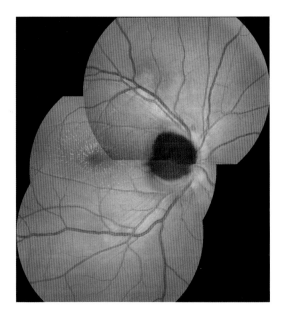

图 1-10B　视盘及脉络膜痣眼底彩色像。

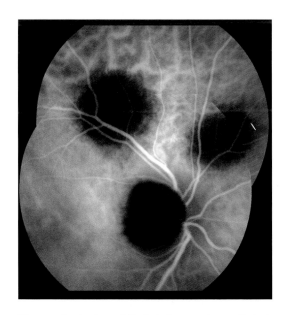

图 1-10C　视盘及脉络膜痣均显示明显的荧光遮蔽。

管内屏障、RPE 外屏障功能损害均可导致荧光素渗漏,常见于:①组织着染或染色;②染料积存,如浆液性神经上皮脱离、浆

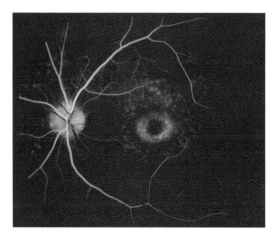

图 1-11　脉络膜暗背景。

液性色素上皮脱离等(图 1-12)。

吲哚青绿眼底血管造影可显示脉络膜循环。脉络膜动脉来自睫状后短动脉,呈放射状到达赤道。脉络膜毛细血管不能看清,但可借弥漫荧光分辨之。脉络膜静脉较动脉易分辨,约在动脉充盈后 2~4秒,可见后极部静脉充盈,静脉回流入 4~6 支涡静脉(图 1-13A,B)。

在病理情况下,吲哚青绿眼底血管造

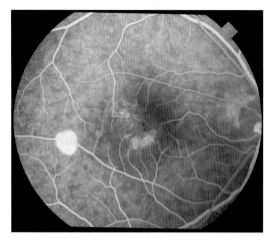

图 1-12　浆液性色素上皮脱离(PED)。

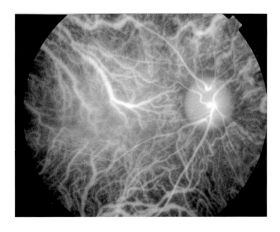

图 1-13A ICGA 中期，主要呈现涡静脉分支的形态。

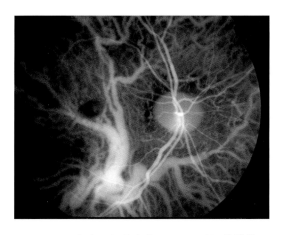

图 1-13B 高度近视患者的 ICGA 显示涡静脉位置的变异。

影有其特有的表现,对疾病的诊断也有一定价值。在年龄相关性黄斑变性中,ICGA最重要的意义是显示被出血、浊性渗液遮挡的隐匿性脉络膜新生血管膜。此外,还可表现为脉络膜充盈迟缓或不规则、脉络膜动脉迂曲及硬化等。脉络膜息肉状血管病的诊断"金标准"是 ICGA,其两个特征性改变分别为:①内层脉络膜的异常分支血管网(图 1-14);②血管瘤样扩张(图 1-15)。脉络膜黑色素瘤和黑色素痣在 FFA

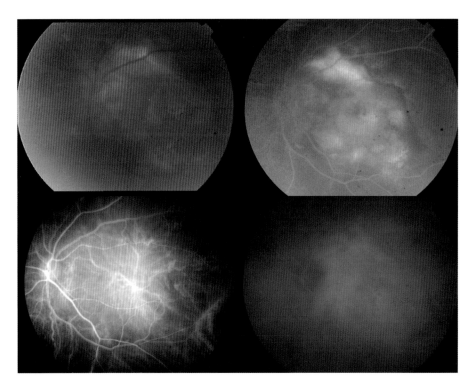

图 1-14 异常分支血管网。

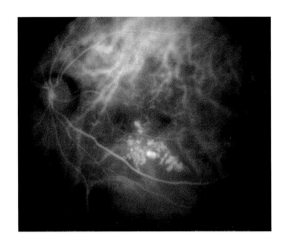

图 1-15　PCV 患者的 ICGA,显示血管瘤样的结节样强荧光。

均表现为黑色素遮蔽荧光,而 ICGA 可显示黑色素瘤内的肿瘤血管,从而与无血管的黑色素痣相鉴别。ICGA 还可用于脉络膜血管瘤的诊断(图 1-16),其不仅可清晰显示血管瘤的血管,而且在诱导高眼压下检查,还可见到肿瘤的营养血管和引流血管,肿瘤的边界及渗漏与否。中心性浆液性脉络膜视网膜病变患者虽经 FA 可显示病变位置,但如行 ICG 检查,常能发现

在 FFA 所见渗漏点附近存在一范围更大的强荧光区(图 1-17A,B),病灶数目也可能更多。视网膜玻璃膜疣患者行 ICGA,老年患者常表现为荧光遮蔽,而青年患者常表现为强荧光,提示其不同的病理机制。视网膜大血管瘤由于出血较多,FFA 检查常显示为出血遮蔽荧光,不能显示血管瘤所在位置,而 ICGA 由于穿透力强,常可以显示大血管瘤的位置,为激光治疗提供指导(图 1-18A-C)。

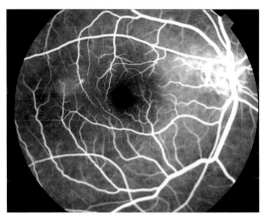

图 1-17A　中心性浆液性脉络膜视网膜病变的 FFA,显示黄斑颞侧一个渗漏点。

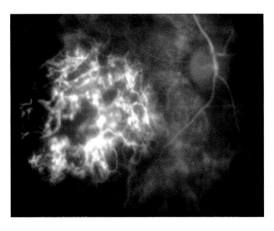

图 1-16　脉络膜血管瘤 ICGA,显示血管瘤体内部的异常血管。

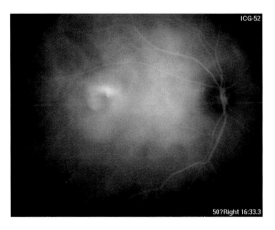

图 1-17B　同一患者的 ICGA 晚期,显示 FFA 渗漏点附近及更大范围的渗漏。

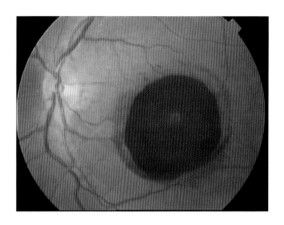

图 1-18A　视网膜大血管瘤眼底彩色像。

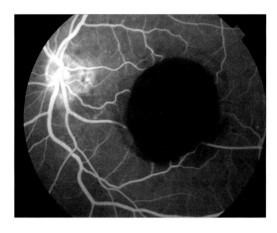

图 1-18B　同一患者 FFA，不能显示大血管瘤的准确位置。

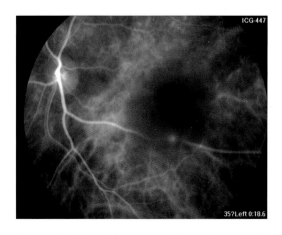

图 1-18C　同一患者 ICGA，明确显示出血下的视网膜大血管瘤位置。

五、造影剂的副作用

荧光素钠是无毒染料，偶见胃肠不适、过敏反应。只要制剂纯净，一般患者均可耐受，不发生毒性反应。少数患者偶尔感觉恶心，嘱其张口呼吸仍可继续拍片。个别青年患者心情紧张，迷走神经反射有呕吐或晕厥，应立即停止造影，嘱其平卧。造影室内应常规准备血压计和注射用的肾上腺素。特殊患者需请内科会诊，协同紧急处理。荧光素钠造影前，应做皮肤过敏试验。于前臂内侧皮肤上，滴 10% 荧光素钠 1 滴，用无菌针头于该处划痕，5 分钟后看皮肤反应，局部出现隆起、潮红、皮疹或伪足者，表示荧光素钠过敏；也可用稀释的荧光素钠静脉注射作为过敏试验。

吲哚青绿过敏较少见，Carski 等观察了约 24 000 次 ICG 注射，只有个别人有碘过敏发生。但碘剂过敏者仍需慎用。吲哚青绿因经肝代谢，故严重肝功能不全者慎用。尽管 ICG 的毒副作用较荧光素钠轻，但做 ICGA 检查需与做 FFA 一样，准备抢救药品和器材，对有过敏史的患者要加倍小心。

FFA 经过近 50 年的发展，技术日益完善，已成为很多眼底病诊治的不可缺少的工具。但由于脉络膜的生理结构及荧光素本身的特性，FFA 对深层脉络膜血管所提供的信息有限。在 FFA 早期有时可见到脉络膜动脉及小叶充盈，在病理情况下，如色素上皮脱色素，可透见脉络膜荧光（窗缺），如有脉络膜毛细血管萎缩，可较清楚看到脉络膜较大血管的荧光充盈。

ICGA 可较清楚地观察了解脉络膜循环,对视网膜循环也可显示,但由于脉络膜血管荧光干扰对视网膜毛细血管和小动脉及小静脉的观察。因此,不能取代 FFA 来观察视网膜血管的循环情况。如将 FFA 与 ICGA 联合使用,取长补短,可大大提高眼底病的诊断水平,并可深入探讨其

发病机制。

(陈有信)

参考文献

1. A.Agarwal, Gass'Atlas of Macular Diseases, 5ed, Chapter 2, Imaging and Electrophysiological Studies.

第2章

荧光素眼底血管造影的正常表现

掌握荧光素眼底血管造影的正常表现是理解和解读造影异常表现的基础。加强对视网膜屏障的认识和理解,可从根本上认识荧光素眼底血管造影的时间进程以及眼底主要部位的正常表现。

一、视网膜屏障及影响因素

视网膜屏障分为内屏障和外屏障。视网膜内屏障为内皮型屏障,由视网膜毛细血管内皮细胞及其间的紧密连接构成。细胞间空隙很少,大分子物质如蛋白质和荧光素钠不能通过。因此,正常个体进行荧光素眼底血管造影时,荧光素被限制在血管内流动,形成视网膜血管荧光图像。缺氧、炎症、外伤、血管受牵拉、血管畸形以及新生血管等均可损害视网膜内屏障,造成荧光素外漏。

视网膜外屏障为上皮型屏障,由视网膜色素上皮细胞及其连接复合体构成。脉络膜毛细血管内皮细胞为窗孔型,细胞质膜有许多孔洞,所以不能形成屏障。大分子物质可自由出入脉络膜毛细血管,不能清晰显影脉络膜血管,但视网膜外屏障的存在限制其进入视网膜内。视网膜色素上皮脱离、脉络膜病变、视网膜色素变性以及脉络膜新生血管形成等病变,均可影响视网膜外屏障的完整性,导致脉络膜毛细血管内荧光素进入视网膜下或视网膜内。

二、臂-视网膜循环时间

臂-视网膜循环时间(arm-retinal circulation time,A-RCT)是指荧光素从肘静脉注射后,经右心、左心、主动脉、颈总动脉、颈内动脉、眼动脉到达视网膜的时间。大体上讲,臂-视网膜循环时间约为10~15秒。臂-视网膜循环时间长短受多种因素影响,诸如造影开始时间标准,造影剂注射部位、速度、浓度、剂量,血液黏度、流速,血管直径,心功能等。正常人双眼臂-视网膜循环时间平均差别为0.2秒,相差大于1秒应考虑为异常。在颈动脉闭塞或严重狭窄的患者中,可见患侧臂-视网膜循环时间延长。

三、视网膜循环时间及其影响因素

由于荧光素钠染料在视网膜血管内的循环流动及需要主观判断荧光最初出现时间等因素。因此，视网膜循环时间很难精确测定，一般大体在 10~20 秒之间。将视网膜循环大体分为几个时期，有助于描述造影过程。

1.动脉前期：动脉前期是指视网膜中央动脉尚未充盈，而由睫状后短动脉供应的脉络膜充盈时期，故也称脉络膜期。早期脉络膜荧光弱，不规则，呈斑片状。随后脉络膜充盈区域与未充盈区域形成鲜明对比，呈现特征性斑片状脉络膜荧光。此期可见睫状视网膜动脉的充盈(图2-1)。

2.动脉期：动脉期是指从视网膜中央动脉开始出现充盈到静脉充盈前。此期在脉络膜期后 1~3 秒即可出现，而且速度很快，1~2 秒后即可见全部动脉充盈(图 2-2)。

3.动静脉期：动静脉期是指动脉完全充盈后到静脉充盈前，即全部毛细血管网已完全充盈，也称毛细血管期，全部视网膜呈现均匀、明亮的背景荧光(图 2-3)。

4.静脉期：当染料从微静脉进入管径较大的静脉时，沿静脉管壁流动，形成视网膜静脉层流现象。随着时间推移，视网

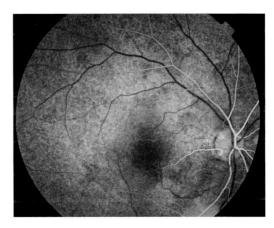

图2-2　动脉期。视网膜动脉开始充盈，而静脉尚未充盈。

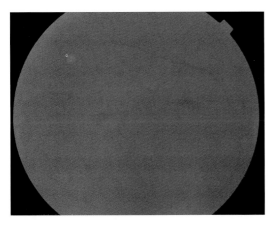

图2-1　动脉前期。视网膜中央动脉尚未充盈，脉络膜荧光弱，不规则，呈现特征性斑片状脉络膜荧光。

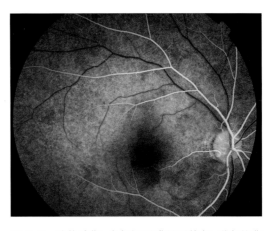

图2-3　动静脉期。全部视网膜呈现均匀、明亮的背景荧光。

膜静脉层流逐渐增厚,直至完全充盈静脉管腔。在两条静脉交汇处,每条静脉的层流汇在一起形成三层层流现象(图2-4和图2-5)。

5.晚期:染料一次充盈后便进入再循环期,血管内荧光素钠浓度降低,荧光逐渐减弱。一般上讲,从荧光素钠注射后的10~15分钟起便进入造影晚期。此期,视网膜血管内的荧光素钠逐渐排空,荧光减弱,Bruch膜、脉络膜、巩膜由于荧光着染

显示弥漫的背景荧光。视盘由丁荧光素着染仍呈现强荧光(图2-6)。

四、眼底主要部位的正常荧光表现

1.脉络膜:脉络膜毛细血管呈小叶状分布,大小约1/4PD。造影早期,脉络膜血管充盈形成的背景荧光呈片状或斑驳状,背景荧光的强弱与视网膜色素上皮的色素分布相关。由于脉络膜毛细血管的高通透性,脉络膜荧光只能形成弥散的背景荧光,不能辨识脉络膜血管(图2-7)。

2.视盘:由于视盘筛板前部分是盘周脉络膜血管供应,因此视盘出现荧光的时间与脉络膜荧光相一致,即在脉络膜出现荧光时,视盘边缘即可见淡淡的盘周荧光或在动脉早期可见视盘朦胧荧光(图2-8A)。随着造影时间变化,视盘表面荧光强度随视网膜背景荧光变化而变化,但是多数患者在视盘边缘可见强荧光晕轮。另外,视盘表面也可见小血管分支的荧光变

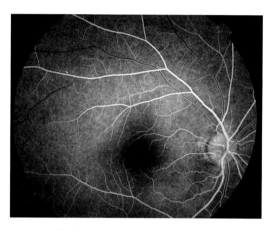

图2-4 静脉期。视网膜静脉完全充盈。

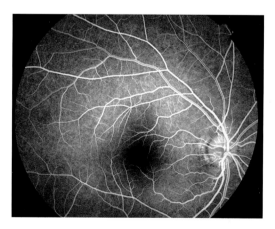

图2-5 静脉期。在两条静脉交汇处,每条静脉的层流汇在一起形成三层层流现象。

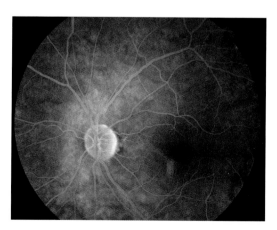

图2-6 晚期。视网膜内荧光逐渐减弱,呈现弱的背景荧光。

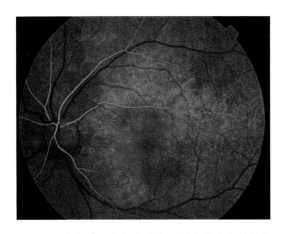

图 2-7　脉络膜正常荧光形态。呈片状或斑驳状背景荧光。

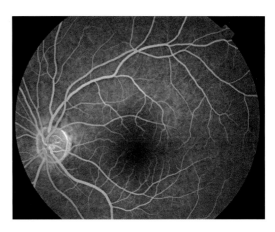

图 2-8B　视盘边缘可见强荧光晕轮以及视盘表面小血管分支内荧光。

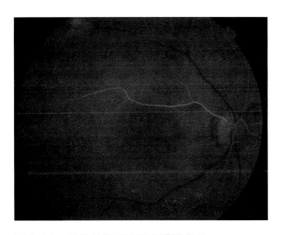

图 2-8A　动脉早期可见视盘朦胧荧光。

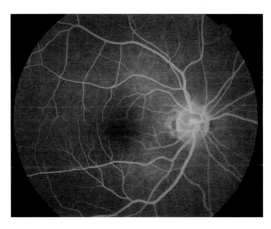

图 2-9　正常黄斑区荧光比周围区域略显暗,黄斑区中央约 500μm 范围为中心凹无血管区。

化(图 2-8B)。

　　3.黄斑:正常黄斑区荧光比周围区域略显暗。这是因为黄斑区色素较多(叶黄素和玉米黄质),可吸收激发荧光的蓝光,而且还因为黄斑区视网膜色素上皮富含黑色素遮挡脉络膜背景荧光。此外,黄斑区中央约 500μm 范围为中心凹无血管区,没有荧光素充盈(图 2-9)。

　　　　　　　　　　(刘巨平)

参考文献

1. 李筱荣,张红.荧光素眼底血管造影手册.天津:天津科技翻译出版公司,2007.

2. Dithmar S,Holz FG. Fluorescence angiography in ophthalmology.Heidelberg:Springer, 2008.

3. 张承芬.眼底病学(第 2 版).北京:人民卫生出版社,2010.

第3章

吲哚青绿眼底血管造影的表现

吲哚青绿眼底血管造影（indocyanine green angiography，ICGA）早在 1970 年就应用于眼底造影，与传统荧光素眼底血管造影相比，能更好反映脉络膜血液循环状态，可作为脉络膜疾病诊断的重要辅助手段。通过 ICGA 可以明确病变部位、分类，指导治疗以及评估预后。

为全面理解 ICGA 的正常表现，我们先需要掌握吲哚青绿能用于眼底血管造影的特点：①吲哚青绿分子量较大（分子量为 775），血浆蛋白结合率高达 98%，使得其不易从脉络膜毛细血管中漏出；②吲哚青绿为肝脏代谢，存在首过消除现象，不能使脉络膜出现再循环现象；③吲哚青绿的最大吸收和激发光波长均在红外波段（分别为 795nm 和 835nm），其穿透力较强，可以穿过覆盖于脉络膜之上的色素、出血和渗出。因此，可透见视网膜色素上皮下及脉络膜病变。

一、ICGA 分期

有关 ICGA 的分期尚无统一标准。由于 ICGA 显示的脉络膜动静脉没有 FFA 显示的视网膜动静脉层流等标志，再加上脉络膜血流速度很快及吲哚青绿血浆蛋白复合体的弱渗透性，使得 ICGA 的分期很难像 FFA 那样分为动脉期、动静脉期、静脉期等。目前，主要用两种方法对 ICGA 的图像进行时间上的描述。

(一)按造影时间段分期分为造影早期、中期及晚期

1.造影早期：指染料注入 5 分钟内这段时间。如前所述，吲哚青绿的血浆清除第 1 个高峰在染料注入后的 3~4 分钟出现。因此，该期的脉络膜血管荧光最强，大的脉络膜动脉、静脉及视网膜血管均可见到（图 3-1）。

2.造影中期：指染料注射后 5~20 分钟内这段时间。此期脉络膜静脉开始模糊，逐渐与朦胧的脉络膜毛细血管融为一体，成为弥散性均匀一致的脉络膜荧光（图 3-2）。

3.造影晚期：指染料注射后 20~40 分钟内这段时间。吲哚青绿的血浆清除第 2

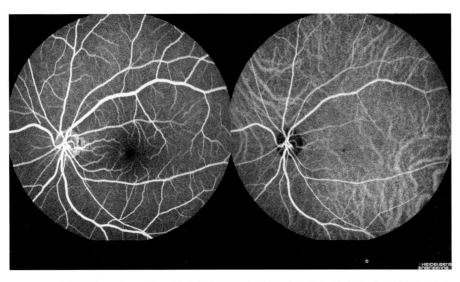

图 3-1　造影前期(2 分 59 秒)。脉络膜血管荧光最强,大的脉络膜动脉、静脉及视网膜血管均可见到。

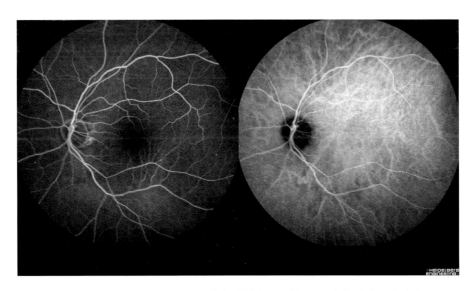

图 3-2　造影中期(7 分 47 秒)。此期脉络膜静脉开始模糊,逐渐与朦胧的脉络膜毛细血管融为一体,成为弥散性均匀一致的脉络膜荧光。

个高峰在染料注入后 1 小时出现,保证了后期像的可观察性。该期的视盘荧光暗黑,脉络膜大血管呈弱荧光轮廓(图 3-3)。

(二)按造影的确切时间描述

如注射后×分×秒,造影×分×秒等。

二、正常 ICGA 表现

在造影早期,ICGA 反映的是脉络膜血管循环状态,大的脉络膜动脉、静脉及视网膜血管均可清晰见到。在造影中期,

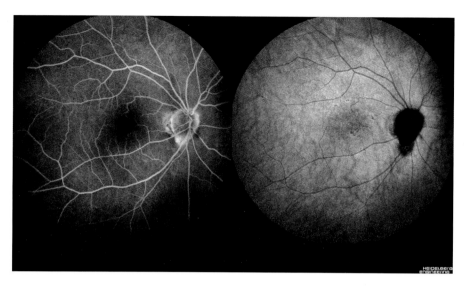

图 3-3　造影晚期(30 分)。该期的视盘荧光暗黑,脉络膜大血管呈弱荧光轮廓。

脉络膜静脉可见,但不是很清晰,其与朦胧的脉络膜毛细血管融为一体,成为弥散性均匀一致的脉络膜荧光。在造影晚期,脉络膜和视网膜血管内均不可见,视盘荧光暗黑,脉络膜大血管呈弱荧光轮廓。但由于 RPE 细胞摄取吲哚青绿,故呈现均匀的颗粒状强荧光,呈现明显的图像反转现象(图 3-4)。ICGA 早中期像反映的是眼底血管的荧光,而晚期像则反映的是 RPE 功能。

ICGA 晚期像的观察比早、中期像更重要。导致重要荧光征象在晚期才出现的

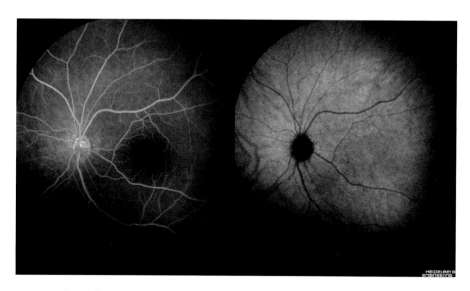

图 3-4　造影晚期(30 分 30 秒)。脉络膜呈现均匀的颗粒状强荧光,呈现明显的图像反转现象。

原因主要有：①由于大分子结构的吲哚青绿血浆蛋白复合体渗透性较弱，吲哚青绿染料要渗漏到 RPE 细胞和病变组织，使其染色需要一段较长时间；②早期像受到正常脉络膜血管荧光和视网膜血管的干扰作用，一些脉络膜病变不易分辨。而在晚期像，由于正常脉络膜血管和视网膜血管荧光已消退，病变组织所致的荧光表现易于显露出来。

三、异常 ICGA 表现

异常 ICGA 表现包括异常血管和血管通透性改变、荧光染色、眼底灌注不良和荧光遮蔽等。

(一)异常血管及血管通透性改变

脉络膜新生血管、视网膜新生血管、毛细血管扩张、侧支循环等异常血管在 ICGA 中都可以产生异常荧光。但是由于 ICG 分子与血浆蛋白形成复合体，体积和分子量均较大，使得染料的渗透性较弱，速度也较缓慢。故 ICGA 对于微小血管渗透性改变为造影后期的轻微荧光素渗漏。当血管壁损害严重时，也可出现严重的荧光渗漏或荧光积存（图 3-5 和图 3-6）。

(二)荧光染色

由于 ICG 分子中的多环结构具有亲脂性，尤其是磷脂成分。如结晶样视网膜变性患眼中的结晶样小体，其中脂质成分丰富，所以在 ICGA 后期表现为散在的点状染色。

(三)眼底灌注不良

包括脉络膜充盈迟缓和充盈缺损。一般与周围正常的脉络膜充盈迟 7 秒钟以上，才称为该区域充盈迟缓。充盈缺损是由于脉络膜血管阻塞或萎缩引起，表现为

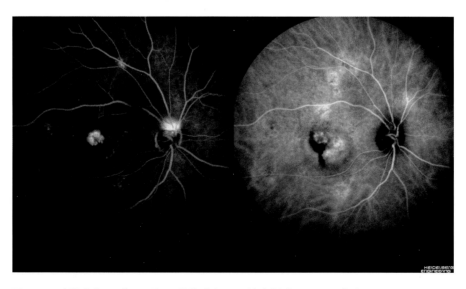

图 3-5　造影中期(8 分 28 秒)。脉络膜新生血管渗漏明显呈现强荧光。

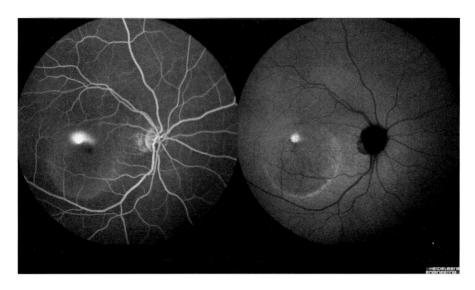

图 3-6　造影晚期(21 分 25 秒)。中心性浆液性脉络膜视网膜病变患者脉络膜呈现点状强荧光,视网膜下积液边缘可见环形强荧光。

自造影开始一直持续弱荧光,且越到后期,与周围组织的对比越清晰(图 3-7 和图 3-8)。

(四)荧光遮蔽

多由于浓厚的出血、渗出,使得红光不能传出引起(图 3-9)。

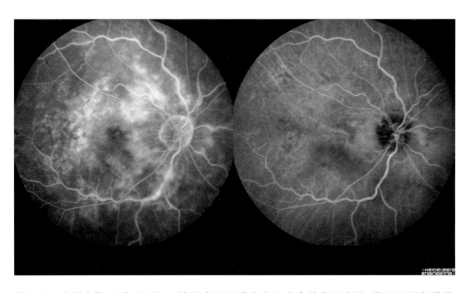

图 3-7　造影中期(8 分 55 秒)。糖尿病视网膜病变患者合并黄斑水肿,黄斑区局部脉络膜灌注不良呈现弱荧光暗区。

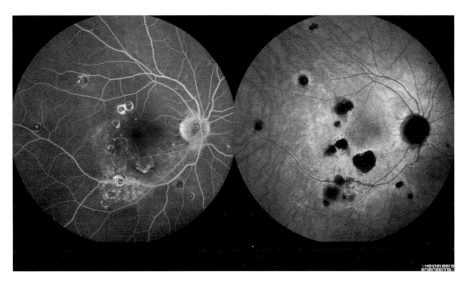

图 3-8　造影晚期(29 分 28 秒)。多灶性脉络膜炎患者后极部可见多处片状脉络膜暗区。

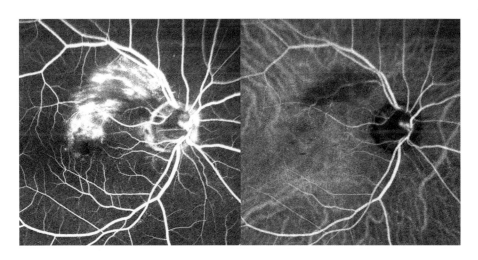

图 3-9　视网膜颞上支静脉阻塞患者可见出血处脉络膜弱荧光。

(刘巨平)

参考文献

1. 李筱荣,张红.荧光素眼底血管造影手册.天津:天津科技翻译出版公司,2007.

2. Dithmar S,Holz FG. Fluorescence angiography in ophthalmology. Heidelberg:Springer, 2008.

3. 张承芬.眼底病学(第 2 版).北京:人民卫生出版社,2010.

4. 张风，王光璐，卢宁. 吲哚青绿血管造影(ICGA) 在眼底病诊断中的应用.医学研究通讯,2003,32 (1):20-21.

5. Regillo CD. The present role of indocyanine green angiography in ophthalmology. Curr Opin Ophthal-

mol, 10(3):189-96,1999.

6. Lim JI. Recent developments in indocyanine green angiography. Curr Opin Ophthalmol, 7 (3):46-50, 1996.

7. Owens SL. Indocyanine green angiography. Br J Ophthalmol, 80(3):263-266,1996.

8. Slakter JS, Yannuzzi LA, Guyer DR, et al. Indocyanine-green angiography. Curr Opin Ophthalmol, 6(3):25-32,1995.

第 4 章

异常荧光素眼底血管造影表现

异常荧光形态的解读需要与特定疾病相联系来分析,同一荧光形态对不同疾病可能有不同的理解。在解读一份造影图像时,我们需要区分正常与异常荧光形态。在通常情况下,我们首先要确定是强荧光还是弱荧光,再次才分析强荧光或弱荧光类型,例如是渗漏还是透见荧光。另外我们还需要考虑造影时间,同一个位置的病变有可能从早期的弱荧光变为晚期的强荧光。

通过上述分析,我们就可以对造成这种异常荧光形态的病理过程有了初步认识。通过这些信息我们可以对疾病做出相对正确的诊断。

异常荧光形态通常包括强荧光和弱荧光(表4-1)。

一、强荧光

强荧光(hyperfluorescence)是指任何原因使正常眼底荧光强度增强。造成强荧光的原因包括视网膜色素上皮渗漏、透见荧光和异常血管等。

视网膜色素上皮渗漏是造成强荧光的一个常见原因。荧光素染料从脉络膜血管进入视网膜色素上皮下或神经感觉层

表 4-1

常见异常荧光形态

强荧光	视网膜色素上皮渗漏	染料积存
		组织着染
	透见荧光	
	异常血管	
弱荧光	荧光遮蔽	出血、渗出、色素及水肿
	充盈缺损	组织缺损
		无灌注

下，聚集在这些腔隙从而造成染料积存 (pooling)(图 4-1)，呈现一种特殊的荧光形态。如果液体腔隙位于视网膜内，荧光形态就完全不同于液体腔隙位于视网膜色素上皮下或神经感觉层下，而是呈现特殊的荧光形态，例如黄斑区视网膜内液体腔隙则呈现特殊的花瓣样(flower-petal)外观(图 4-2)。如果液体没有聚集在某一腔隙而是弥散分布于一定区域内，这种情况

就会造成组织着染(staining)(图 4-3A,B)。

窗样缺损(window defect)，也称透见荧光，是造成强荧光的另一个原因。视网膜色素上皮萎缩或脱色素会造成其下的脉络膜血管的背景荧光可见。荧光强度会随着脉络膜荧光的改变而改变，但形态不会变化(图 4-4A-C)。

与正常视网膜血管相比，异常血管有着更高的通透性。由于异常血管可以使荧

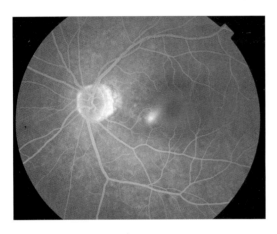

图 4-1　染料积存。荧光素在视网膜下积液中储集，呈现强荧光。

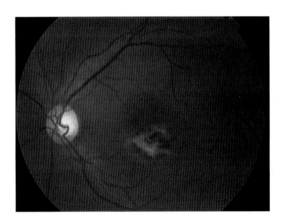

图 4-3A　晚期黄斑病变，视网膜内及视网膜下可见纤维瘢痕组织。

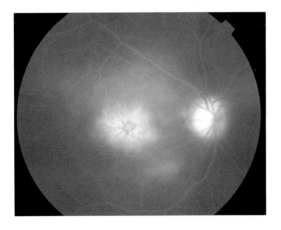

图 4-2　荧光素在水肿的视网膜内储集，呈现出特殊的花瓣样外观。

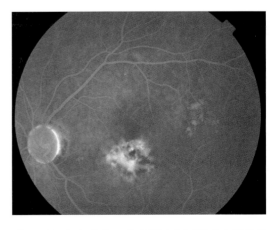

图 4-3B　组织着染。在造影晚期可见病变组织强荧光，边界清晰，荧光强度保持不变。

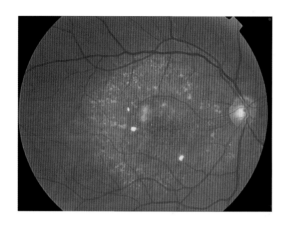

图 4-4A 黄斑区可见约 3PD 大小的视网膜色素上皮脱色素区域,周围可见多个玻璃膜疣。

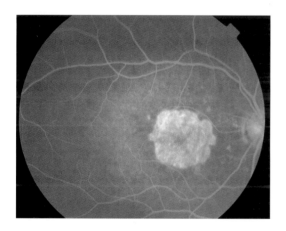

图 4-4B 窗样缺损。在造影早期可见与脱色素区域一致的强荧光区,边界清晰。

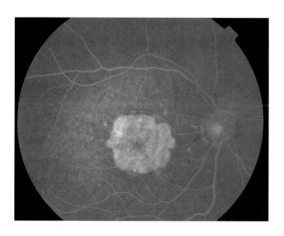

图 4-4C 在造影晚期仍可见与造影早期一致的强荧光区域,范围边界没有变化,强度稍弱。

光素通透,异常血管会造成明显的渗漏(图 4-5)。正常的视网膜血管在受到持续的损伤后会造成管壁着染,但不会像新生血管那样渗漏。肿瘤中的血管是否渗漏不定,但由于肿瘤血液循环时间长,荧光会持续更长的时间。

二、弱荧光

弱荧光(hypofluorescence)是指任何原因使正常眼底荧光强度降低或荧光消失。造成弱荧光的原因有荧光遮蔽(blockage of fluorescence)和充盈缺损(filling defect)两种。

荧光遮蔽是由于视网膜前或视网膜内色素沉积、渗出,或其他物质遮挡,造成正常视网膜、脉络膜荧光减弱或缺损。常见的有出血、色素斑块、致密渗出、瘢痕组织、

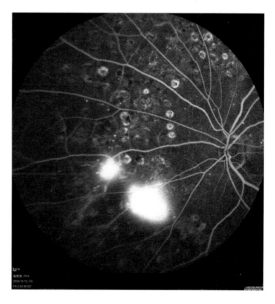

图 4-5 糖尿病视网膜病变患者新生血管团渗漏明显,呈现片状强荧光。

肿瘤、异物等(图4-6A,B和图4-7A,B)。

充盈缺损是由于病理原因使视网膜、脉络膜的血管及其供应区域的荧光充盈不良或无灌注。充盈缺损常见于视网膜动静脉阻塞、糖尿病视网膜病变等(图4-6B和图4-8)。不同的眼底疾病充盈缺损的部位和形态有所不同,例如糖尿病视网膜病变的无灌注区分布于后极部,区域小而广泛,而Eales病和镰状细胞视网膜病变

的充盈缺损多分布于周边部。充盈缺损有时也由组织缺损、视网膜和脉络膜萎缩变性造成。

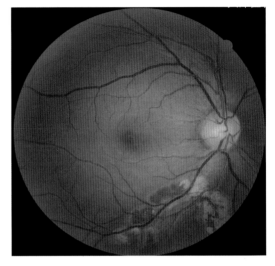

图4-7A 下方血管弓处可见环形色素增殖及色素脱失区域。

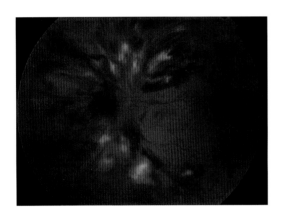

图4-6A 视网膜中央静脉阻塞患者可见沿血管弓处大量火焰状出血。

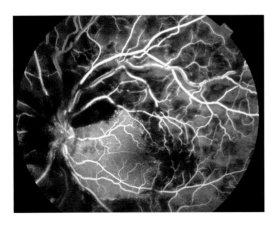

图4-6B 荧光遮蔽(出血遮蔽)。沿血管弓处可见大量片状弱荧光区域,其下视网膜结构不可辨。

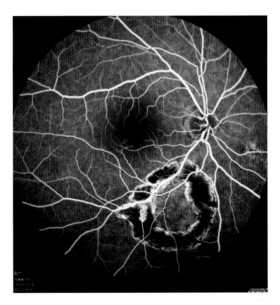

图4-7B 荧光遮蔽(色素遮蔽)。下方血管弓处可见环形弱荧光区域,边界呈强荧光。

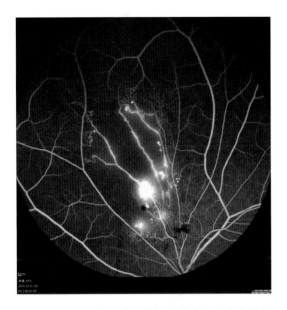

图 4-8　充盈缺损。糖尿病视网膜病变患者中周部大片状弱荧光区域(无灌注区),边缘新生血管团渗漏明显,呈现片状强荧光。

(刘巨平)

参考文献

1. 李筱荣,张红.荧光素眼底血管造影手册.天津:天津科技翻译出版公司,2007.

2. Dithmar S,Holz FG. Fluorescence angiography in ophthalmology. Heidelberg:Springer, 2008.

3. 张承芬.眼底病学(第 2 版).北京:人民卫生出版社,2010.

第 5 章

眼底自发荧光

眼底自发荧光是指利用特殊眼底照相方法，记录荧光物质的分布，观察眼底正常或异常组织所发射的荧光。自发荧光物质是指内源性荧光物质，主要包括脂褐质、血红蛋白分解物、黑色素及其他一些变性物质等。荧光物质不同，产生的荧光波长不同；同一荧光物质在不同激发光下可以发出不同波长的自发荧光。自发荧光检查是一项无创的、操作简便的眼底检查。

一、眼底自发荧光的作用原理

眼底自发荧光主要反映的是视网膜色素上皮的功能。RPE 细胞持续吞噬光感受器外节及溶酶体对其进行分解代谢。因此，RPE 细胞对于光感受器正常功能的发挥起着非常重要的作用。共焦激光扫描检眼镜（CSLO）是一种眼底影像检查的较新技术，利用激光快速飞点扫描和共焦成像原理，内有图像处理软件（ART），可以实时将眼底发射光快速叠加，有效祛除噪点，增强信号，从而提高图像清晰度。可以

记录用 FFA 激发光及 ICGA 激发光激发的两种模式的自发荧光，即蓝光自发荧光（FAF）及近红外自发荧光（IRAF）。

FAF 产生的主要荧光物质是视网膜色素上皮细胞内的脂褐质。脂褐质是 RPE 细胞不断吞噬光感受器末端不断脱落的膜盘造成的，由蛋白质、脂质和多种荧光分子组成的混合物。脂褐质作为被吞噬膜盘的不完全降解物堆积在 RPE 内，随着年龄增长，光感受器膜盘分解能力减弱，导致脂褐质在 RPE 细胞中沉积且随年龄的增长逐渐增多。脂褐质沉积导致强荧光，可能是由于光感受器细胞的高代谢状态或 RPE 细胞中的遗留物质处于分裂状态中。此外，脂褐质颗粒中包含一些毒性分子成分，如 A2E，可通过分子机制影响 RPE 细胞发挥正常功能。脂褐质在细胞内的长期堆积将严重影响细胞的功能，造成 RPE 衰老及凋亡，进而导致一系列眼病的发生。

IRAF 主要荧光物质是存在于 RPE 细胞和脉络膜的黑色素。与 FAF 相比，IRAF 的优点主要在于受黄斑中心凹色素干扰

较少，可以更早期发现黄斑区微小病变，故主要用于黄斑疾病的诊断。临床上可通过 FAF 及 IRAF 来监测 RPE 细胞中的脂褐质及黑色素水平，从而评估 RPE 细胞的功能及代谢状态。

二、正常眼底的自发荧光表现

FAF：是由 488nm 激光激发 RPE 细胞内的脂褐质发出>500nm 的自发荧光。自发荧光的表现与眼底不同部位脂褐质的分布关系密切。视盘及视网膜血管呈暗影，与周围视网膜组织自发荧光形成对比。黄斑中心凹处由于黄斑区含有黄色素的遮挡及此处 RPE 中脂褐质含量较少，呈低 FAF。而黄斑区周围脂褐质丰富，呈较强的自发荧光环形分布，越往周边，脂褐质中的 RPE 含量越少，自发荧光越弱(图 5-1)。

IRAF：即用 ICGA 的激发光(787nm)激发的眼底自发荧光，也叫红外自发荧光。NIR-AF 的荧光物质主要是黑色素，其在眼内主要存在于 RPE 和脉络膜中。与 FAF 不同的是，黄斑区 RPE 细胞中含有较多黑色素，故黄斑区在 IRAF 上表现为较强自发荧光(图 5-2)。与 FAF 相比，IRAF 的优点主要在于受黄斑中心凹色素干扰较少，可以更早期发现黄斑区微小病变，故主要用于黄斑疾病的诊断。

三、常见眼底病的自发荧光表现

FAF 增强常见于各种疾病导致的 RPE 细胞代谢障碍，脂褐质堆积，提示病变处于活动进展阶段，这种代谢异常可能起因于光感受器外节异常、吞噬功能异常或 RPE 再循环代谢能力减弱。FAF 减弱常见于色素上皮萎缩，RPE 细胞中的脂

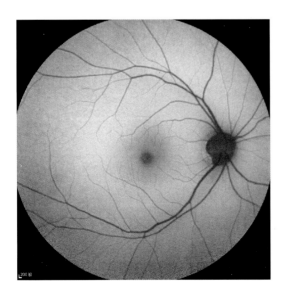

图 5-1 为正常 FAF 图像。

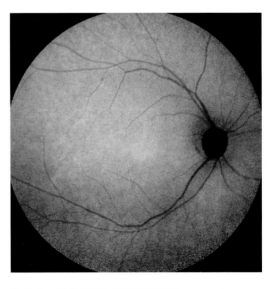

图 5-2 正常 ICGA 自发荧光图像。

褐质相应减少,亦见于荧光遮蔽,如新鲜出血、厚的玻璃体混浊等,遮挡该处视网膜的 AF,导致 AF 减弱。水肿和积液 AF 表现为弱荧光,荧光的强弱程度取决于液体量的多少。当 AF 的荧光信号开始增强时,常提示水肿减轻,积液吸收,病情好转。

(一) 中心性浆液性视网膜脉络膜病变(CSC)

中心性浆液性视网膜脉络膜病变系常见的眼底病之一,由于视网膜色素上皮(RPE)细胞的屏障功能受损,脉络膜毛细血管渗出的液体经 RPE 破损部位进入视网膜神经上皮层下,导致神经上皮浆液性脱离。根据病程长短,将病程≤6 周,眼底检查可见黄斑区神经上皮脱离,FFA 检查显示一个或多个渗漏点的定义为急性 CSC。病程>6 周或反复发作,FFA 表现为局灶性、弥漫性或斑驳样渗漏定义为慢性

或复发性 CSC。

对于急性 CSC 眼底,FAF 上可看出 FFA 上渗漏点对应处表现为强荧光、弱荧光或无明显异常等多种表现,这取决于病变处 RPE 破坏的程度及时间长短。而在 IRAF 上,FFA 上渗漏点对应处多数表现为弱荧光,周围可有强荧光环绕,部分患者表现为斑驳强荧光,少数则无明显异常(图 5-3)。若存在神经上皮层脱离,在 FAF 及 IRAF 上均可见到圆形或类圆形的弱荧光,我们推测这是由于视网膜下液的遮蔽作用所致。

对于慢性 CSC 患者,FAF 上可看出 FFA 上渗漏点对应处大多数表现为斑驳强荧光,这是由于光感受器功能异常,导致光感受器外节的碎片堆积,从而引起 RPE 细胞对其吞噬作用增强,脂褐质的大量沉积,产生高 FAF。而在 IRAF 上则主要表现为弱荧光,其原因在于渗漏点处光感受器和(或)RPE 萎缩及 RPE 层缺损,黑

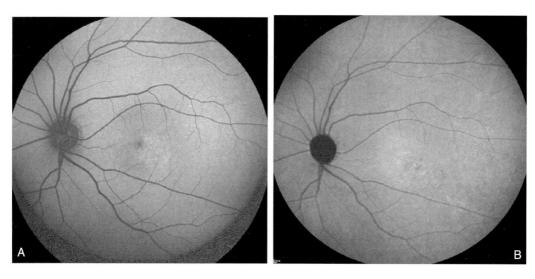

图 5-3　渗漏点处在 FAF(A)上呈颗粒状强荧光,而在 IRAF(B)上呈点状弱荧光,周围斑驳强荧光环绕。

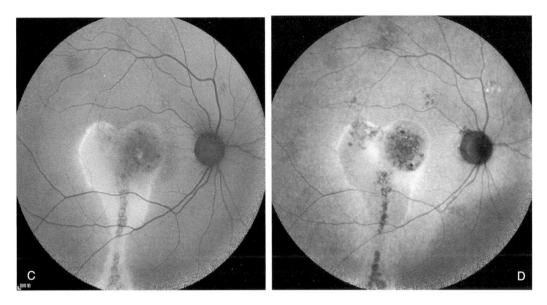

图 5-3(续) (C)为 FAF,可见大片强荧光,黄斑区中央 RPE 层萎缩表现为弱荧光。(D)为 IRAF 呈大片弱荧光,黄斑区中央呈颗粒状弱荧光。

色素减少,从而表现出弱自发荧光(图 5-4C,D)。

(二)黄斑裂孔

FAF 上全层黄斑裂孔中央呈圆形弱荧光,裂孔边缘呈环形强荧光,周围有弱荧光环绕,与 FFA 具有相似的特征,IRAF 上裂孔中央呈圆形稍弱荧光,裂孔边缘强荧光环绕(图 5-4)。Taku 等对 20 位 MH 患者行黄斑部 FAF 检查发现黄斑裂孔边

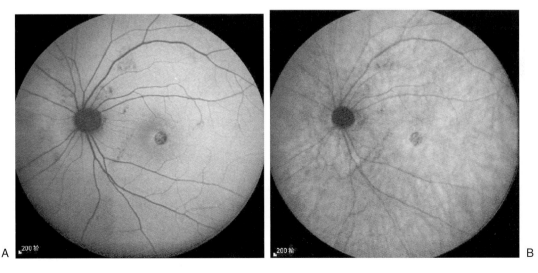

图 5-4 均显示黄斑裂孔区域为弱的自发荧光,周围强自发荧光环绕。

缘部位荧光增强,周围弱荧光环绕,经傅式 OCT 验证,认为该弱荧光环系视网膜下高黏滞性积液遮蔽了 RPE 发出的荧光信号所致。板层裂孔表现为裂孔中央轻度荧光增强。有学者认为,在黄斑裂孔的诊断及鉴别诊断中,自发荧光可提供较多的信息,可在某种程度上取代 FFA。

(三)视网膜静脉阻塞

视网膜静脉阻塞分为中央静脉阻塞和分支静脉阻塞,可见受累静脉迂曲、扩张、出血。在 FAF 及 IRAF 上可见静脉迂曲扩张,视盘周围放射状弱自发荧光,视网膜散在点状及片状弱荧光(图 5-5)。

(四)年龄相关性黄斑变性(AMD)

早期 AMD 由于 RPE 细胞的活力基本保存,自发荧光信号可以表现为正常。而中晚期 AMD 光感受器缺失,RPE 细胞萎缩、瘢痕化,则表现为大片弱荧光。Dandekar 等比较了早期与中晚期继发性黄斑区脉络膜新生血管(CNV)患者的 FAF 表现,发现近期 CNV 患者 AF 明显异常区域比 FFA 显示出的异常荧光区域大,而中晚期 CNV 患者 AF 减弱的区域对应的 FFA 显示为既往渗漏区或萎缩区。由此推测早期 RPE 活力尚可,而中晚期 RPE 功能丧失。自发荧光的表现特点与 RPE 细胞所处的不同时期有关,即完全死亡、正在凋亡中及刚开始损害阶段。功能已被完全破坏的 RPE 细胞表现为弱 FAF,正处于凋亡过程中的 RPE 细胞则由于呈代偿性功能亢进而表现为强 FAF。早期出现微小损害的 RPE 细胞则因脂褐质的量不足,被激发出的 FAF 不表现出异常信号。

AMD 在自发荧光上可表现出各种各样正常荧光表现。RPE 中脂褐质的堆积部

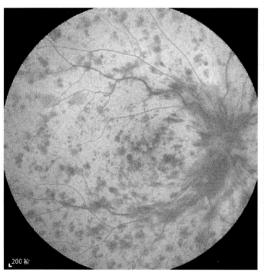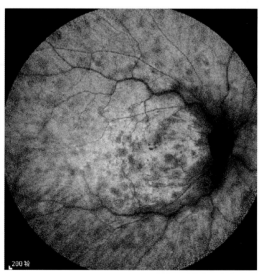

图 5-5　对应出血区为弱自发荧光。

位导致强信号荧光，而 RPE 中脂褐质减少或受损缺失部位则产生弱荧光。与正常组织信号相比，出血可以表现为弱荧光，也可表现为强荧光。典型脉络膜新生血管在 FAF 及 IRAF 上表现为小片强荧光，周围弱荧光环绕(图 5-6)。随着病变进展，脉络膜新生血管反复出血，机化，瘢痕形成，则黄斑区 RPE 层萎缩，呈大片弱荧光灶，病灶比直接检眼镜下看到的更加直观、清晰(图 5-7)。

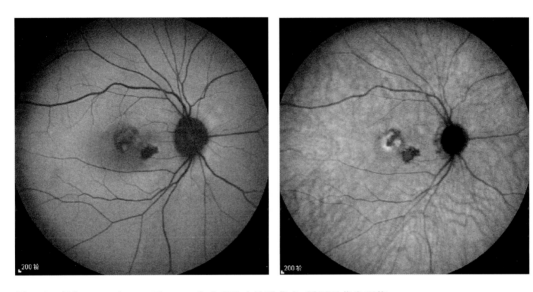

图 5-6　早期 CNV，在 FAF 及 IRAF 上表现为小片强荧光，周围弱荧光环绕。

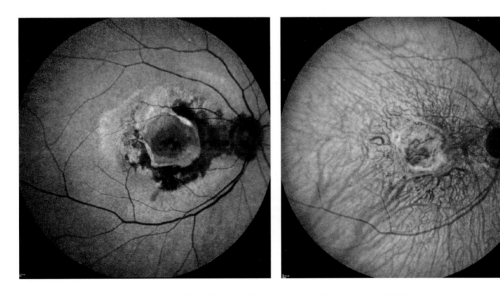

图 5-7　晚期瘢痕形成，黄斑区 RPE 层萎缩，呈大片弱荧光灶。

(五)玻璃膜疣

玻璃膜疣在 FAF 上主要表现为点状强荧光,部分可无明显改变或呈弱荧光。眼底彩照提示的低色素区在 AF 上表现为弱荧光,可能与该区 RPE 缺失或变性有关,大的玻璃膜疣自发荧光改变较小的玻璃膜疣明显。在 IRAF 上,可表现为点状弱荧光或无明显异常,部分融合玻璃膜疣可呈强荧光(图 5-8)。

(六)缺血性视神经病变及视神经萎缩

缺血性视神经病变患者视盘水肿,边界不清,周围可有出血。FAF 上表现为视盘边界模糊,呈弱荧光,周围可有强荧光环绕。IRAF 上视盘也呈边界不清的弱荧光,周围环绕边界清楚的弱荧光(图 5-9)。

视神经萎缩在 FAF 及 IRAF 上均表现为边界清楚的弱荧光(图 5-10)。

(七)黄斑营养不良

黄斑区中心病灶呈现弱荧光,这表明 RPE 细胞代谢活动减弱,随病变程度加重,弱荧光区域逐渐扩大。在部分边界不清晰的病例,弱荧光的中心病灶周围可见宽窄不同的环形强荧光带,提示病变仍在进展。因此,黄斑区病灶周围往往可见范围不等的强荧光或斑驳荧光(图 5-11)。

(八)黄斑囊样水肿(CME)

FAF 上表现为黄斑中心凹部位一个或数个囊样、花瓣样强荧光。"花瓣"之间为条形弱荧光,形态同晚期 FFA 的囊样荧光积存相似。CME 患者由于水肿主要位于外丛状层及内核层,水肿的囊腔推挤

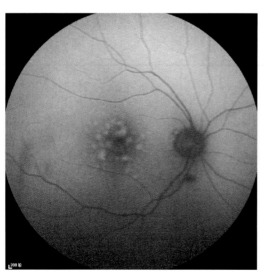
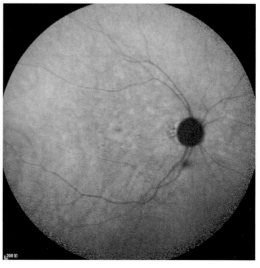

图 5-8 玻璃膜疣的强自发荧光表现,IRAF 上部分融合的玻璃膜疣表现为强荧光。

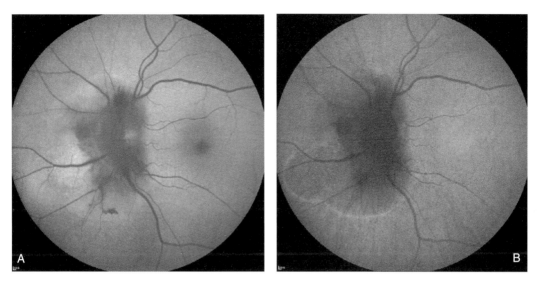

图 5-9　缺血性视神经病变(A)及(B)上的表现,水肿外围为强自发荧光环,水肿区弱荧光。

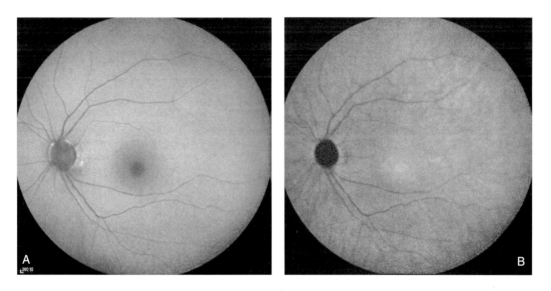

图 5-10　视神经萎缩在(A)及(B)上弱荧光表现。

黄斑色素,使黄斑色素密度降低,故囊腔所在区域缺乏吸收激发光的物质而表现为强荧光(图 5-12)。

CME 的产生是由于视网膜内屏障的破坏使液体渗漏并积聚于外丛状层和内核层中,由于黄斑 Henle 纤维呈放射状分布,液体积聚成多囊样结构。当中心凹视网膜神经纤维层有一定程度的积液时,黄斑区的自发荧光可以表现出来。因此,FAF 可以常规作为发现及观察 CME 变化的手段。

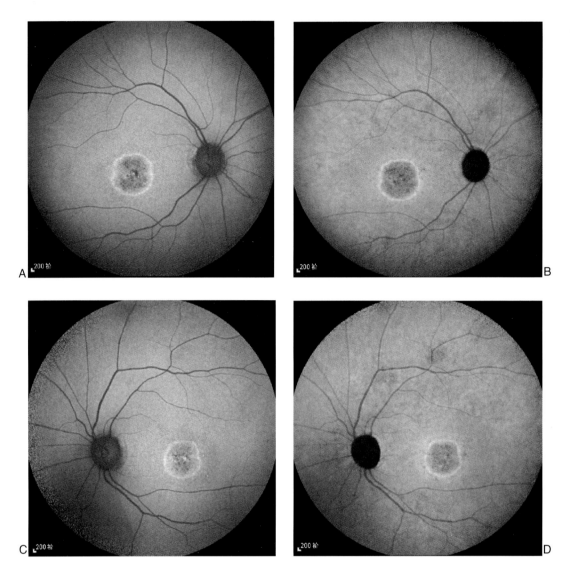

图 5-11　为双眼黄斑萎缩,在 A~D 上均可见黄斑区中央呈弱荧光,周围强荧光环绕。

(九)葡萄膜炎

葡萄膜炎可累及脉络膜及视网膜,引起脉络膜及视网膜炎症反应。因此,可通过自发荧光进行协助诊断及评估疾病发展。典型的葡萄膜炎在眼底自发荧光 FAF 及 IRAF 上均可见视网膜前大片荧光遮蔽(玻璃体混浊)(图 5-13)。另外,在 FAF 上可见受累组织呈大片强荧光,病变处可见点状强荧光灶;在 IRAF 上病灶处为点状弱荧光灶,周围受累组织表现为大片弱荧光(图 5-14)。

非感染性脉络膜炎时,在直接检眼镜下未见明显异常,而自发荧光已表现出异常荧光。因此,自发荧光可以有助于疾病早期诊断,并可随访观察患者的治疗效

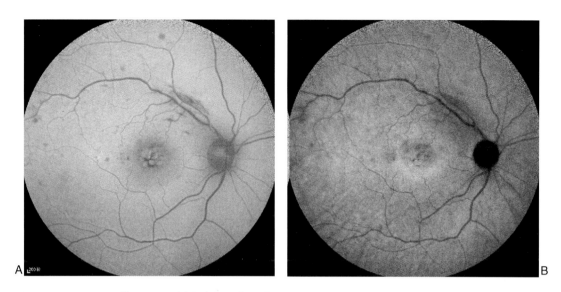

图 5-12 (A)可见黄斑区呈花瓣状囊样强信号荧光,血管周围散在小片弱荧光(出血);(B)黄斑区呈弱荧光,周围强荧光环绕。

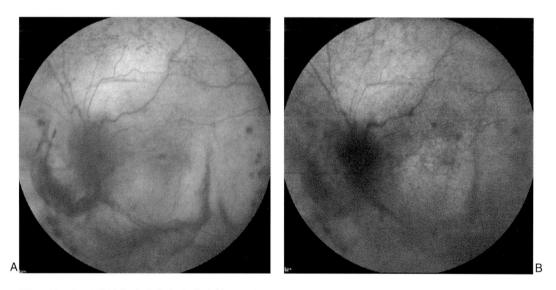

图 5-13 视网膜前大片弱荧光为玻璃体混浊表现,(A) 大片强荧光表现,表明 RPE 细胞代谢活跃;(B)散在强荧光点。

果。在 FAF 可见异常荧光,受累组织呈大片强信号荧光,其内可夹杂局部弱荧光,IRAF 上则可见病变处及受累组织均呈弱荧光(图 5-15)。

(十)激光斑

眼底视网膜激光光凝术,是眼底病重要的治疗手段之一,适用于多种眼底病

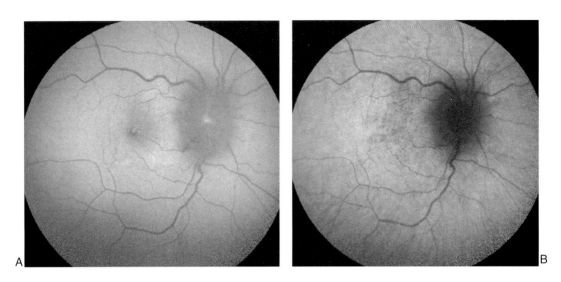

图 5-14　(A)上可见视盘水肿呈边界不清的弱荧光,黄斑区周围点状强荧光,黄斑区中央水肿;(B)上视盘亦由于水肿呈边界不清的弱荧光,黄斑区周围由于 RPE 细胞受累表现为点状弱荧光。

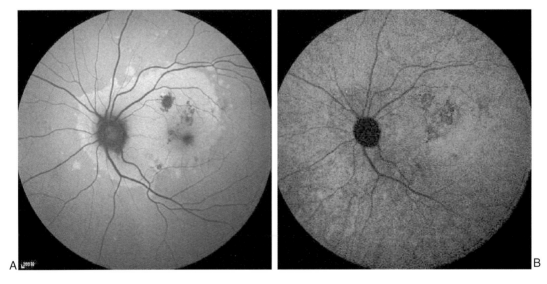

图 5-15　图为非感染性脉络膜炎,左图(A)大片强荧光可清晰地勾勒出病灶的范围,周围可见卫星灶,黄斑区周围小片弱荧光为萎缩区;右图(B)相应病灶对应处为弱荧光表现。

变,如糖尿病视网膜病变、视网膜静脉阻塞、Coats 病、视网膜血管瘤等。激光光凝术后,激光能量作用于 RPE 层,产生激光斑效应,随着时间延长,激光斑能量产生变化。因此,我们可以通过眼底自发荧光技术评估眼底激光斑的形成、分布及能量大小(图 5-16)。

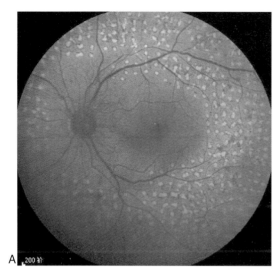
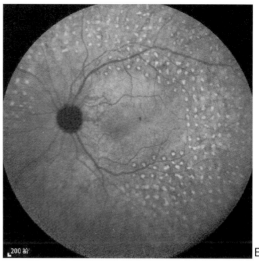

图 5-16 激光斑早期形成阶段可见 A 及 B 上均表现为类圆形强荧光点。

(十一) 高度近视视网膜病变

1. **漆裂纹**：漆裂纹的形成是由于 Bruch 膜受机械牵拉而破裂，同时影响到脉络膜毛细血管和 RPE，造成这些组织的破裂而形成。FAF 及 IRAF 上表现为条状弱自发荧光(图 5-18)。

2. **继发性黄斑区脉络膜新生血管 (CNV)**：CNV 是病理性近视黄斑变性眼底退行性改变之一，是病理性近视致盲的主要原因之一。目前认为是由于眼轴变长，脉络膜血管循环障碍，血供不足，使得

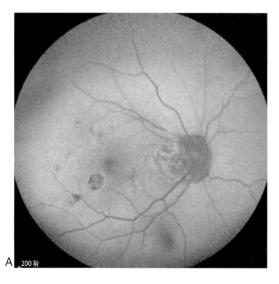
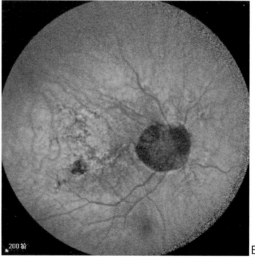

图 5-17 图为高度近视视网膜病变表现，(A)可见条状弱荧光，在(B)表现不明显；黄斑区颞下类圆形弱荧光为萎缩区。

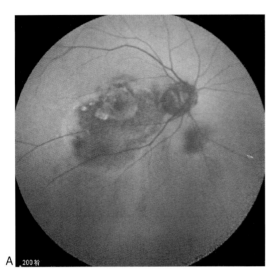
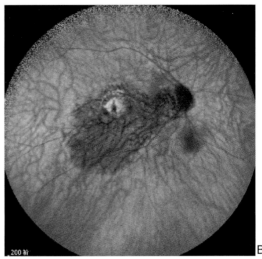

图 5-18　(A)及(B)均可见黄斑区中央片状强荧光为 CNV,周围大片弱荧光灶为出血及水肿表现。

RPE 代谢失调,RPE 中自发荧光物质积聚减少, 从而表现出不同程度的荧光减弱(图 5-18)。

　　3.黄斑萎缩性病变:高度近视患者后极部色素上皮层、Bruch 膜、脉络膜毛细血管变性萎缩都可导致黄斑萎缩,病变区域

出现斑片状减弱的 FAF (图 5-19)。Sunness 等认为荧光图像的边界清晰度与 RPE 功能损伤的程度相关。边界尚清晰的,说明还存在部分有活力的 RPE 细胞,通过治疗,病变改善的可能性较高;边界欠清晰的,说明 RPE 损伤较为严重,功能

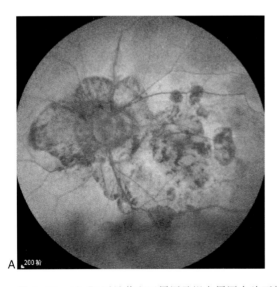
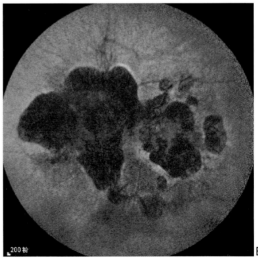

图 5-19　(A,B)可见黄斑区周围及视盘周围大片不规则弱荧光灶。

恢复可能性相对较低。

4.黄斑出血:黄斑出血为脉络膜的出血,暗红色,类圆形,大小及数量不定,可反复出血。FAF 及 IRAF 上表现为类圆形的遮蔽荧光(图 5-20)。

(十二)眼底变性性疾病

1.Stargardt病:Stargardt 病是一种原发于视网膜色素上皮的常染色体隐性遗传性眼病。由于该病在眼底彩照上很难被发现,因此自发荧光在该病的诊断中起到了非常重要的作用。自发荧光的特征性表现为:强荧光区域表示 RPE 细胞代谢活动增强区域,弱荧光区域为大片的色素上皮萎缩区。视盘旁可见豁免区,表示此区域无黄色斑点聚积,可保存一定视力。有些患者病灶局限于黄斑区,但是大部分患者整个视网膜都会出现斑驳强荧光点,在 IRAF 上,病变主要表现为点状弱自发荧

光(图 5-21)。

2.视锥细胞营养不良:视锥细胞营养不良主要表现为散在 IS/OS 断裂,根据色素上皮的萎缩情况可出现弱自发荧光区域。FAF 及 IRAF 上黄斑区呈弱信号荧光,周围强信号荧光环绕,即表示黄斑区色素上皮层萎缩,细胞功能减弱,而病灶周围 RPE 细胞尚具有一定的代谢功能(图 5-22)。

3.视网膜色素变性 (RP):视网膜色素变性是一种常见的致盲性眼病之一,多为双眼受累,进行性加重,有明显的家族遗传性,男性多见。视网膜 RPE 细胞中的脂褐质减少,导致 FAF 上呈弱荧光。随着病变进展,病变累及范围逐渐扩大,直至最后黄斑区受累,光感消失。IRAF 上亦表现为受累组织呈弱荧光(图 5-23)。Petra Popovic 等采用共焦激光扫描检眼镜对 RP 患者(视力均>=0.67)行黄斑区自发荧

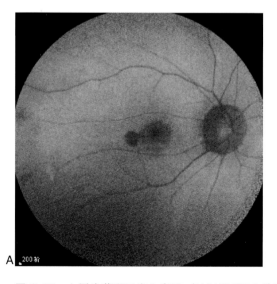
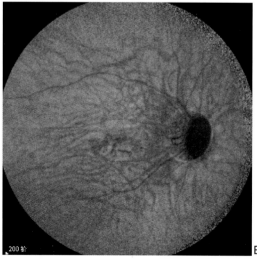

图 5-20　上图为黄斑区出血表现,在(A)及(B)上均可见黄斑区两小片弱荧光灶。

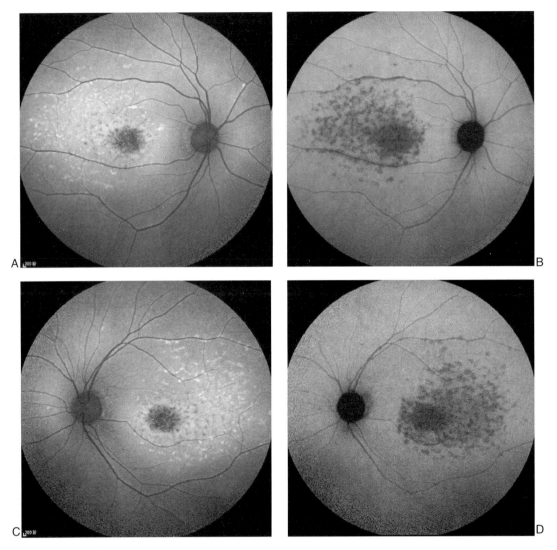

图 5-21　图为双眼 Stargardt 病,(A,C)上显示黄斑区中央呈弱荧光,周围组织 RPE 功能代偿性增强呈强荧光,(B,D)上受累区域为弱荧光点。

光检查,发现旁中心区出现 AF 增强环,环外荧光信号减弱。在 RP 的不同阶段,只要萎缩灶在血管弓外时,眼底自发荧光图像与视野检查及视网膜电图等视网膜功能检查有良好的相关性。而且自发荧光环代表着有功能和功能障碍视网膜的分界。环外弱荧光区的存在表明预后较差、

黄斑部损害较重及光感受器和 RPE 结构的退变。

4.Best 卵黄样变性: Best 卵黄样变性(BVMD)是一种 VMD2 基因常染色体显性遗传性视网膜萎缩性疾病,主要累及黄斑区。典型的改变是双眼黄斑区视网膜下在某一时期表现为卵黄样的圆形或椭圆

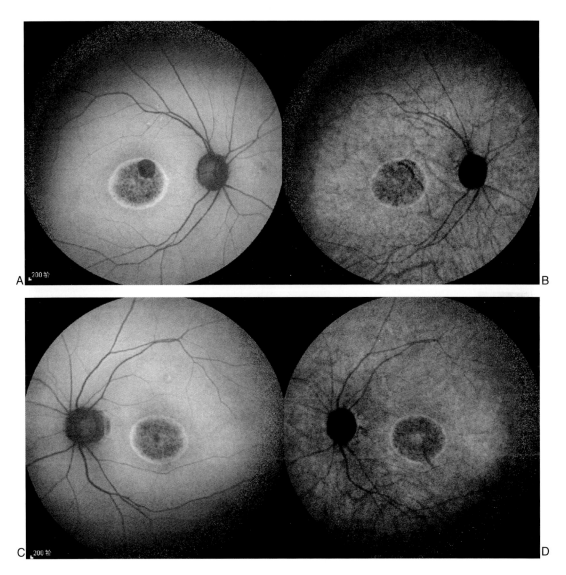

图 5-22 (A～D)为双眼视锥细胞营养不良,黄斑区可见一类圆形弱荧光灶,表明黄斑区中央萎缩,周围强荧光环绕,说明病情进行性发展。

形病灶。早期主要表现为 FAF 强荧光,随着病变时间延长,荧光逐渐减弱;病变晚期,主要表现为低 FAF。这是由于随着疾病病程进展,RPE 细胞凋亡、黄斑区萎缩或瘢痕形成。

5. AZOOR:在 FAF 及 IRAF 上均表现为界限清晰的弱荧光,弱荧光病灶周围为强荧光环绕。在 FAF 图像上,可以表现为斑驳强荧光。

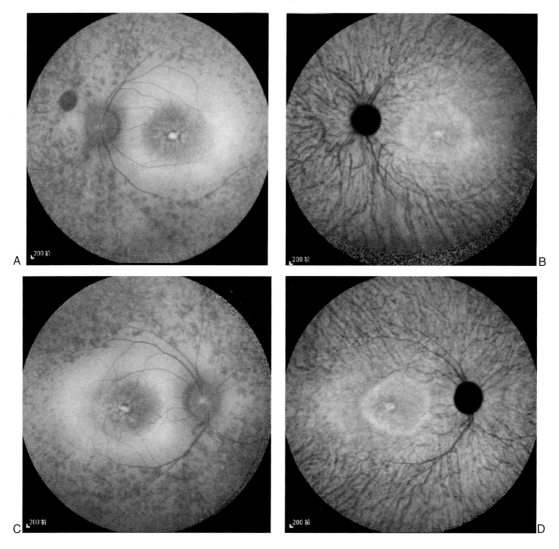

图 5-23 (A~D)为双眼视网膜色素变性,中周部见散在多处斑驳弱荧光灶,后极部 RPE 细胞代谢增强表现为强荧光,黄斑区中央可见囊样水肿。

(李志清 胡立影)

参考文献

1. Marcuson J, Riley T. Central serous chorioretinopathy[J]. 79(5):241–251,2008.

2. Framme C, Walter A, Gabler B, et al. Fundus autofluorescence in acute and chronicrecurrent central serous chorioretinopathy. 83(2): 161–167, 2005.

3. Taku Wakabkayashi, Yasushi Ikuno, Kaori Sayanagj, et al. Fundus autofluorescence related to retina morphological and functional changes in idiopathic macular holes. Acta Ophthalmol,86:897 –901, 2008.

4. Dandekar SS, Jenkins SA, Pew T,et al. Autofluorescence imaging of choroidal neovascularization

due to age-related macular degeneration [J]. Arch Ophthalmol, 123(11): 1507–1513, 2005.

5. Steffen Schmitz-Valckenberg, Monika Flecken-stein, Hendrik P.N. Scholl, et al. Fundus Autofluorescence and Progression of Age-related Macular Degeneration. Survey of Ophthalmology, January-February 54(1):2009.

6. J. Cuba, F. Gómez-Ulla. Fundus autofluorescence: Applications and perspectives. ARCH SOC ESP OFTAMOL, 8 8(2):50 – 55, 2013.

7. Sunness JS, Ziegler MD, Applegate CA. Issue in quantifying atrophic macular diseases using retinal autofluorescence[J].Retina, 26(6):666–672, 2006.

8. Petra Popovic, Martina Jarc-Vidmar, Marko Hawlina. Abnormal fundus autofluorescence in relation to retinal function in patients with retinitis pigmentosa. Graefe's Arch Clin Exp Ophthalmol, 243:1018–1027, 2005.

第 6 章

虹膜血管造影

虹膜血管造影（iris angiography，IA）包括虹膜荧光素血管造影(fluorescein angiography of the iris，IFA)和虹膜吲哚青绿血管造影（indocyanine green angiography of the iris，IICGA)。在国外 IA 的临床应用较为广泛，主要包括：检测缺血性视网膜病变所继发的虹膜新生血管(iris neovascularization，NVI)、新生血管性青光眼早期诊断、虹膜肿瘤和虹膜发育异常的辅助检查以及对葡萄膜炎患者手术前后血–房水屏障功能的评价等。由于虹膜颜色取决于虹膜基质所含色素的多少，不同人种的虹膜基质所含色素的多少差异很大，白色人种的虹膜基质缺乏色素，虹膜呈浅蓝色或浅黄色；有色人种的虹膜基质色素较多，虹膜颜色深而呈棕褐色，故不同人种相应的 IA 图像差异也较大。

一、虹膜荧光素血管造影

虹膜荧光素血管造影(fluorescein angiography of the iris，IFA)的造影原理及仪器设备与荧光素眼底血管造影的原理基本相同。其造影剂同样为荧光素钠，激发光为蓝色可见光，最大吸收波长为490nm，最大激发波长为 520nm。由于荧光素钠具有不易穿透色素、出血和渗出的特点，故正常深色虹膜由于色素遮蔽，IFA 时虹膜血管不能显影，仅有部分老年人瞳孔缘有少量荧光渗漏。如荧光素从基质放射状血管中渗漏，即使是发生在老年人，也应认为是一种病理表现。因此，IFA 可更敏感地显示虹膜新生血管(iris neovascularization，NVI)，是诊断 NVI 的"金标准"。

(一)正常 IFA 图像

正常中国人属有色人种，虹膜为棕色，由于荧光被虹膜基质层黑色素所遮蔽，其 IFA 一般不显影(图 6-1)，只有少数虹膜基质较薄的区域显示血管的轻微荧光，例如在虹膜隐窝和虹膜睫状区。白种人浅色虹膜和有色人种深色虹膜的 IFA 表现差异较大，其 IFA 图像具有以下特点：荧光素到达虹膜动脉的时间为 10~18 秒，虹膜根部动脉最先充盈，然后沿放射状虹膜动脉到达瞳孔缘。IFA 的过程可分为三期：

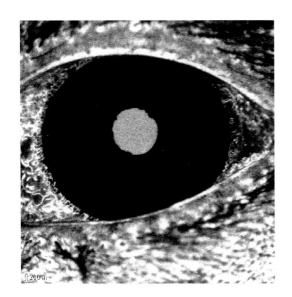

图 6-1　正常 IFA 图像。

动脉期、毛细血管期和静脉期。

(二)异常 IFA 图像

　　有色人种深色虹膜的 IFA 的异常图像主要表现:虹膜表面的荧光渗漏及虹膜表面不同部位的新生血管(图 6-2)。

(三)IFA 的临床应用

　　1.糖尿病虹膜病变:糖尿病虹膜病变(diabetic iridopathy,DI) 的典型的 IFA 表现:瞳孔周围和基质的渗漏以及虹膜表面新生血管的发展。一般将 DI 分为两型:

　　(1)非增生型 DI:一级瞳孔缘可见渗漏;二级瞳孔缘和基质血管均可见渗漏(图 6-3)。

　　(2)增生型 DI:一级瞳孔缘可见新生血管;二级瞳孔缘和虹膜表面(基质和房角)均可见新生血管;三级新生血管性青光眼(neovascular glaucoma,NVG)。

　　由于有色人种深色虹膜血管不显影,当糖尿病视网膜病变达到增殖期时,其虹膜表面不同部位开始出现新生血管。糖尿病患者瞳孔缘的 NVI 被描述为"血管芽"(图 6-4 和图 6-5),IFA 显示其充盈迅速,

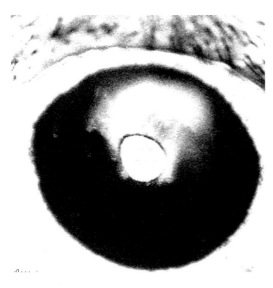

图 6-2　异常 IFA 图像。

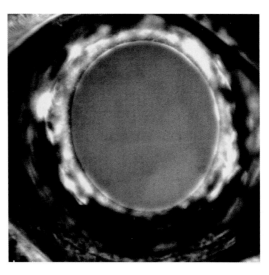

图 6-3　虹膜表面近瞳孔缘可见大量强荧光,对应虹膜新生血管部位。

渗漏快且弥散。在较严重阶段,NVI管径增粗、迂曲,形成不规则网状结构,在虹膜表面延伸至周边部。

2.视网膜中央静脉阻塞:大多数非缺血型视网膜中央静脉阻塞(central retinal vein occlusion,CRVO)患者IFA表现正常。发生在瞳孔缘和瞳孔缘以外的异常荧光素渗漏多见于缺血型CRVO。预测CRVO是否发展为新生血管性青光眼(neovascular glaucoma,NVG)的标准方法是以FFA衡量视网膜毛细血管无灌注区的大小。然而,屈光间质混浊和大量视网膜出血的遮挡影响无灌注区大小的判断,在这种情况下,根据IA反映的虹膜血流灌注情况则可预测CRVO继发NVG的可能性。

3. 新生血管性青光眼:NVG初期,最早出现的体征是瞳孔缘的微小新生血管丛,但在棕色虹膜较难发现,IFA有助于NVI的早期发现。随着NVG的进一步发展,瞳孔缘的NVI向外延伸至整个虹膜表面乃至到达房角,并进一步跨过睫状体带和巩膜突,在小梁网上呈树枝状分布。

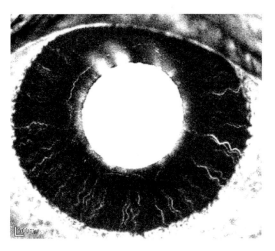

图6-4　瞳孔缘可见几簇强荧光,其他位置见放射状血管影,无渗漏。

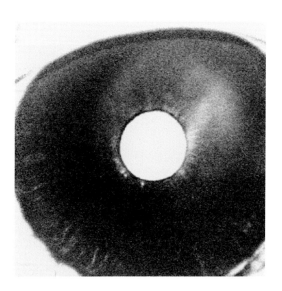

图6-5　晚期放射状血管隐去,新生血管处渗漏严重。

二、虹膜吲哚青绿血管造影

虹膜吲哚青绿血管造影(indocyanine green angiography of the iris,IICGA)的造影剂为吲哚青绿,分子量为775,最大吸收波长为805nm,最大激发光波长为825~835nm,能较好地穿透色素层、出血、渗出以及叶黄素。同时其高蛋白结合率也可减少渗漏发生,可以很好地显示虹膜血管形态(包括棕色虹膜及虹膜新生血管)。近年出现的IICGA联合激光扫描检眼镜技术可有效改善IA的成像质量,能清晰地显示浅色和深色虹膜血管结构及血流动力学特点，特别是对棕色虹膜血管的显示，具有潜在的应用价值。

(一)正常 IICGA 图像

白种人浅色虹膜和有色人种深色虹膜的 IICGA 表现差异较小。在 ICG 染料注入血管后 18~21 秒，动脉开始显影，由虹膜根部到瞳孔边缘充盈。由于虹膜静脉位置较深，且 ICG 荧光微弱，所以在棕色虹膜很难观察到放射状静脉(图 6-6)。有研究证明，在 IFA 不能显影的深色虹膜患者，IICGA 均能清晰地显示虹膜血管。

(二)异常 IICGA 图像

异常 IICGA 图像与白种人异常 IFA 图像基本相同，现将其异常图像归纳如下：

1.各种类型强荧光及原因

(1)透见荧光(虹膜萎缩)：①虹膜先天性萎缩；②虹膜获得性萎缩包括炎症、光凝、外伤及手术后所引起的虹膜萎缩。

(2)染料渗漏：①染料积存，包括囊肿、新生物以及外伤；②组织染色，包括瘢痕、水肿以及新生物。

(3)异常血管：其包括年龄相关性渗漏、血管迂曲、血管扩张、血管旁路、虹膜新生血管、瘤内新生血管及海绵状血管瘤。

2.各种类型弱荧光及原因

(1)荧光遮蔽：其包括色素、出血、囊肿、新生物及水肿。

(2)充盈迟缓和缺损：虹膜血管阻塞。

(三)IICGA 的临床应用

1.糖尿病虹膜病变：其典型的 ICGA 表现为毛细血管扩张和虹膜低灌注，因为染料渗漏和新生血管很难在图像上显示(图 6-7)。

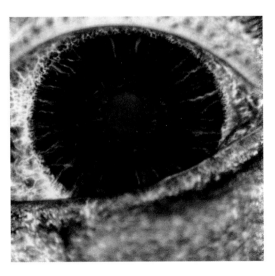

图 6-6 ICGA 显示中国人的虹膜血管形态，非常清楚。

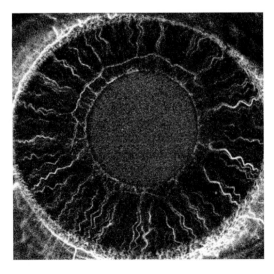

图 6-7 ICGA 可以看到毛细血管扩张迂曲，但无法观察血管渗漏。

2.虹膜囊肿:其通常表现为异常扩张和迂曲的供养血管,一般无染料渗漏。良性的虹膜基质肿瘤显示正常图像或局限于肿瘤部位的染料积存。

3.剥脱综合征:剥脱综合征(exfoliation syndrome,XFS)多发生在60岁以上的老年人,具有较高的青光眼发生率,多数为开角型青光眼。裂隙灯显微镜容易漏诊,而IICGA对于XFS有较高的诊断价值。IICGA除了在显示虹膜低灌注及血管扩张的优势外,还显示XFS一种独特的临床特征:由XFS导致的虹膜色素上皮退化使虹膜出现透明感。

4.虹膜肿瘤:发生在虹膜部位的肿瘤主要为黑色素瘤、转移癌,其他如平滑肌瘤、血管瘤、淋巴瘤,以及炎性肿物如肉样瘤病、异物等均可在虹膜形成肿块。尽管虹膜肿瘤的IICGA表现缺乏特异性,但可以通过描述肿瘤和异常血管网的形态间接反映虹膜肿瘤的病理学特征,对诊断有一定价值。

5.新生血管性青光眼(NVI):在IFA检查中表现为渗漏的血管丛,但在虹膜色素丰富或血管渗漏明显时,往往无法显示虹膜血管的形态。ICGA的特点是可吸收和发射近红外波长的光,从而穿透色素层;同时其高蛋白结合率也可减少渗漏发生。因此,可以很好地显示虹膜血管形态。不过,NVI在IICGA中表现为单独的强荧光点或异常的血管丛,前者与毛细血管扩张不易区分,在后者则聚焦困难,故Parodi等认为IFA比IICGA更容易发现NVI。

FFA早期可以观察到扩张的血管芽,低灌注区。ICGA显示的新生血管处是扩张的血管(图6-8)。

中期新生血管处渗漏成片,甚至瞳孔区的房水也染色。ICGA可以看到扩张的血管、缺血区,无渗漏(图6-9)。

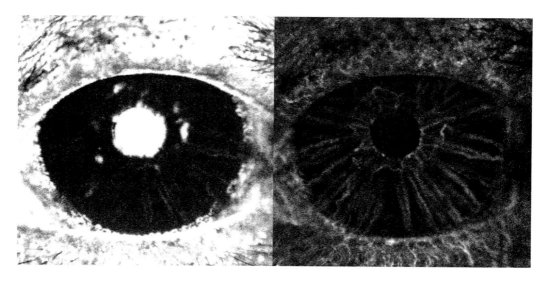

图6-8　NVI早期的FFA和ICGA。

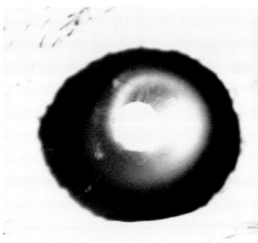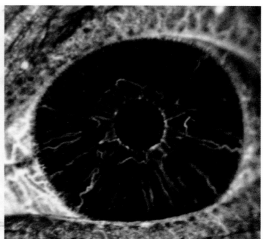

图 6-9　NVI 中期的 FFA 和 ICGA。

（李志清　于荣国）

参考文献

1. 崔颖，罗光伟. 虹膜血管造影的临床应用研究[J]. 国际眼科纵览，30(4):277-281，2006.

2. Brancato R，Bandello F，Lattanzio R. Iris fluorescein angiography in clinical practice. [J] Surv Ophthalmol，42:41-70，1997.

3. Bandello F，Brancato R，Lattanzio R. Relation between iridopathy and retinopathy in diabetes. [J] Ophthalmol，78:542-545，1994.

4. Maruyama Y，Kishi S，Kamei Y. Infrared angiography of the anterior ocular segment. Surv Ophthalmol，39(Suppl 1):40-48，1995.

5. Lindblom B. Fluorescein angiography of the iris in the management of eyes with central retinal vein occlusion.Acta Ophthalmol Stand. 76:188 -191，1998.

6. Parodi MB，Bondel E，Russo D. Iris indocyanine green videoangiography in diabetic iridopathy. [J] Br J Ophthalmol，80:416-419，1996.

7. Parodi MB，Bondel E，Saviano S. Iris indocyanine green angiography in pseudoexfoliation syndrome and capsular glaucoma. Acta Ophthalmol Scand，78: 437-442，2000.

8. Bandello F，Brancato R，Lattanzio R. Biomicroscopy and fluorescein angiography of pigmented iris tumors. A retrospective study on 44 cases. Int Ophthalmol. 18:61-70，1994.

9. Oya Y，Sugiyama W，Ando N. Anterior segment fluorescein angiography for evaluating the effect of vitrectomy for neovascular glaucoma. Nippon Ganka Gakkai Zasshi，109:741:747，2005.

第 **7** 章

视网膜血管性疾病

眼局部和全身性疾病均可对视网膜血管造成影响,引起视网膜血管疾病。视网膜血管疾病主要分为以下几类:①视网膜血管阻塞性疾病,由于血管栓塞或血栓形成,或外部压迫而导致视网膜血管阻塞,如视网膜动脉阻塞或视网膜静脉阻塞;②视网膜血管炎症免疫性疾病,如视网膜静脉周围炎、巨细胞动脉炎、急性视网膜坏死等;③全身性疾病对视网膜血管的影响,糖尿病、高血压、动脉硬化、贫血、白血病、血红蛋白异常等;④视网膜血管异常,如外层渗出性视网膜病变、早产儿视网膜病变、视网膜血管瘤等。

一、视网膜动脉阻塞

视网膜动脉阻塞(retinal artery occlusion, RAO)临床上不常见,常发生于老年人,多伴有心血管疾病。视网膜动脉阻塞的常见原因是眼动脉前大动脉内粥样斑块脱落的碎屑所致,偶因长时间动脉痉挛或血管炎所致。依据阻塞的位置不同将视网膜动脉阻塞分为视网膜中央动脉阻塞

(central retinal artery occlusion, CRAO)和视网膜分支动脉阻塞(branch retinal artery occlusion, BRAO)。

(一)眼底表现

(1)视网膜水肿呈灰白色,黄斑区出现樱桃红斑。

(2)阻塞区域视网膜动脉变细,呈节段状。

(3)有时可见动脉内栓子。

(二)FFA 表现

1.视网膜中央动脉阻塞

(1)脉络膜充盈时间多正常,在脉络膜完全充盈后很长时间视网膜血管才开始充盈。

(2)视网膜动脉不同程度充盈迟缓。动脉内完全没有荧光,若有部分荧光则可见阻塞动脉内荧光血柱变细,呈节段状。

(3)视网膜静脉充盈迟缓。

(4)视盘及整个视网膜弱荧光(图 7-1A-D)。

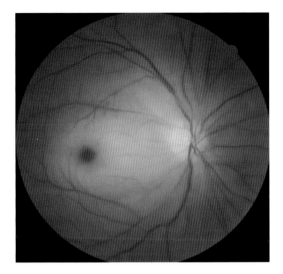

图 7-1A 后极部视网膜灰白色水肿，视网膜动脉变细，黄斑区可见樱桃红斑。

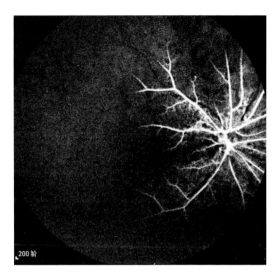

图 7-1B 29 秒时,视网膜动脉部分充盈,静脉没有充盈,颞侧视网膜完全没有灌注。

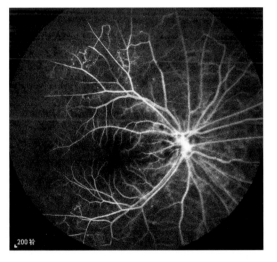

图 7-1C 58 秒时,动静脉充盈,颞侧视网膜仍然无灌注。

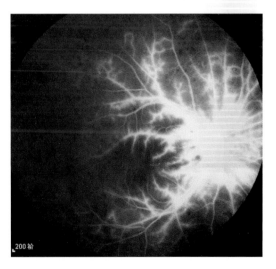

图 7-1D 10 分钟时,可见动静脉管壁着染,视盘强荧光,颞侧视网膜大片无灌注弱荧光区。

2.视网膜分支动脉阻塞

（1）视网膜动脉某一分支内以及相应区域的静脉内充盈缺损。

（2）通常可以发现分支动脉的阻塞位置。

（3）有时在阻塞区域看见荧光素逆行充盈。

（4）若分支动脉部分阻塞,受累区域充盈迟缓。

（5）偶尔可见动脉壁着染或渗漏(图7-2A-D)。

（三）自发荧光

阻塞动脉的栓子可呈现自发荧光。

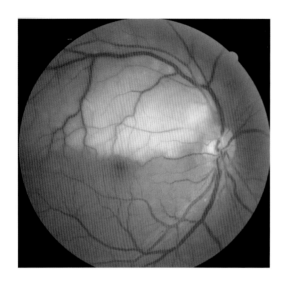

图 7-2A 视网膜颞上支动脉稍细，视网膜灰白色水肿。

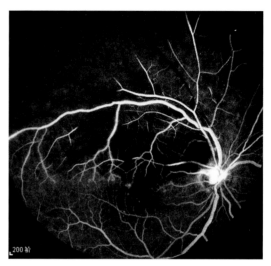

图 7-2B 造影 1 分 03 秒时，视网膜颞上支动脉远端仍没有充盈，相应供应区域可见片状弱荧光，小分支动脉可见逆行充盈现象。

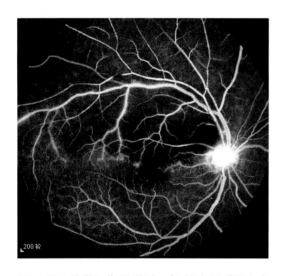

图 7-2C 造影 2 分 50 秒时，才可见视网膜颞上支动脉远端充盈。

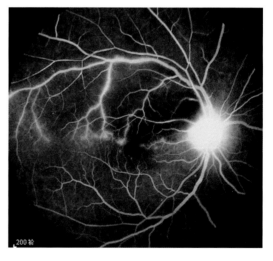

图 7-2D 造影晚期可见阻塞区域视网膜静脉管壁着染，末端局部渗漏，视盘强荧光。

二、视网膜静脉阻塞

视网膜静脉阻塞（retinal vein occlusion，RVO）是 50 岁以上中老年人常见的视网膜血管疾病。视网膜静脉阻塞的常见原因为血管外的压迫、静脉血流淤滞和静脉血管内壁的损害。依据视网膜静脉阻塞的部位，视网膜静脉阻塞可分为视网膜中央静脉阻塞(central retinal vein occlusion，

CRVO)、视网膜分支静脉阻塞(branch retinal vein occlusion,BRVO) 和半侧性视网膜静脉阻塞(hemiretinal vein occlusion, HRVO)。

临床上按阻塞的程度可分为部分性阻塞和完全性阻塞。按荧光素眼底血管造影,本病可以分为非缺血型(non-ischemic type)和缺血型(ischemic type)。一般情况下,非缺血型病变较轻,视网膜毛细血管尚有灌注,视力预后较好。缺血型病变较重,视网膜大量无灌注,视力预后极差,部分患者可继发新生血管性青光眼。这两型有时也并非完全分开,非缺血型可以向缺血型转变。

(一)视网膜分支静脉阻塞

1.眼底表现

(1)阻塞部位多见于动静脉交叉处,以阻塞部位为尖端的三角形区域视网膜水肿、静脉迂曲扩张、大量火焰状出血和硬性渗出。

(2)颞上分支静脉是最常见的受累静脉,鼻侧静脉次之,颞下静脉最少见。

(3)若黄斑受累,则可见黄斑水肿及硬性渗出。

(4)陈旧病变可见侧支循环形成,严重的可见阻塞部位或视盘周围的新生血管。

2.FFA表现

(1)通常可见静脉阻塞的部位,明显的静脉充盈迟缓。

(2)阻塞区域受累静脉迂曲扩张,管

壁荧光着染。

(3)阻塞静脉引流区域可见毛细血管无灌注区。若受累区域视网膜内尚有灌注的,可见毛细血管渗漏。

(4)若黄斑区受累,可出现黄斑水肿表现。

(5)视网膜纤维层内的出血可造成荧光遮蔽。

(6)在病程长的患者有时可见侧支血管形成和新生血管渗漏(图 7-3A,B 和图 7-4A,B)。

(二)视网膜中央静脉阻塞

1.眼底表现

(1)大量火焰状出血伴有视盘水肿。

(2)视网膜血管迂曲扩张,视网膜水肿。

2.FFA表现

(1)脉络膜血管充盈时间正常,视网膜血管充盈时间显著延长。

(2)静脉迂曲扩张成腊肠样或结节状。

(3)视盘荧光素渗漏。

(4)受损血管管壁荧光素着染。

(5)不同程度视网膜毛细血管无灌注。

(6)累及黄斑者可出现黄斑区荧光素渗漏,典型者可有花瓣样外观(图 7-5A,B)。

三、高血压性视网膜病变

高血压视网膜病变 (hypertensive retinopathy) 依据高血压的病程缓急有所不同,临床上比较常见,多见于 50~60 岁

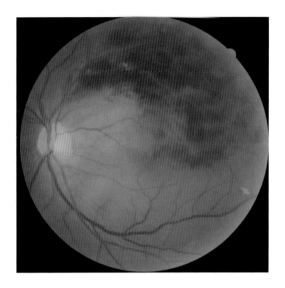

图 7-3A　视网膜颞上支静脉迂曲扩张，相应区域大量火焰状出血，累及黄斑区。

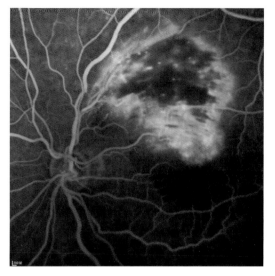

图 7-3B　7 分 30 秒时，视网膜颞上支静脉分支扩张，沿血管区域可见大片状弱荧光区，周围视网膜内可见荧光素渗漏明显，累及黄斑区。

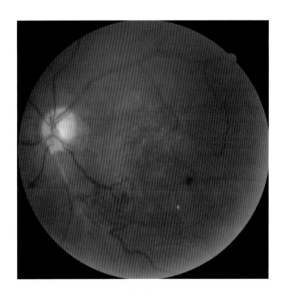

图 7-4A　视网膜颞下支静脉迂曲扩张，周围可见大量迂曲的侧支血管形成。黄斑区可见色泽污秽的黄斑前膜形成。

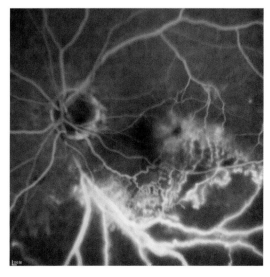

图 7-4B　8 分 28 秒时，视网膜颞下支静脉迂曲扩张明显，静脉血管壁着染，沿血管区域可见大量粗大的侧支血管形成且渗漏明显，静脉引流区域可见大片无灌注区形成。黄斑区渗漏明显，形成花瓣样外观。这是陈旧性视网膜分支静脉阻塞的表现。

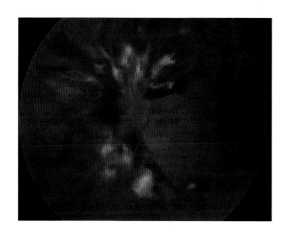

图 7-5A 后极部视网膜大量火焰状出血，视网膜静脉迂曲扩张，视盘边界欠清，盘周片状棉绒斑。

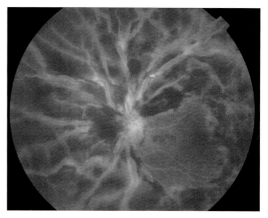

图 7-5B 9 分 05 秒时，静脉迂曲扩张，后极部可见出血遮蔽造成的弱荧光区域，视盘荧光素渗漏，受损血管管壁荧光素着染，周边部可见视网膜毛细血管无灌注。

老年人。对良性高血压患者来说，视网膜反应是小动脉变窄、反光增强。一般情况下高血压性视网膜病变不会影响视力。恶性高血压患者除了上述病变外眼底会出现视盘水肿和视网膜血管更严重的改变。对高血压患者来说，脉络膜血管比视网膜血管更容易受累且更严重，尤其是视盘周围的脉络膜血管。

(一)眼底表现

1.可因高血压的病程及缓急表现各异。

2.视网膜血管变细，尤其是小动脉。

3.视网膜内出血点或出血斑、棉绒斑、硬性渗出。

4.严重者可有视盘水肿及更严重的血管形态变化。

(二)FFA 表现

1.视网膜血管管径变细，尤其视网膜小动脉。

2.可出现血管管壁着染。

3.损伤血管的荧光素渗漏。

4.若有视网膜出血，相应区域出现荧光遮蔽。

5.棉绒斑在相应视网膜上出现无灌注区(图 7-6A,B)。

四、糖尿病视网膜病变

糖尿病视网膜病变(diabetic retinopathy,DR) 是糖尿病微血管病变的一种,高血糖对血管内皮细胞和周细胞造成损害,引起一系列的视网膜变化。依据病变的进展程度将糖尿病视网膜病变分为非增殖型(背景型)糖尿病视网膜病变和增殖型糖尿病视网膜病变。

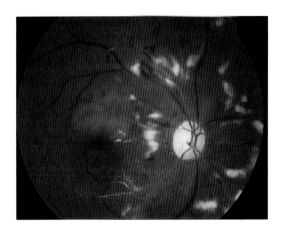

图 7-6A 视网膜动脉变细，视盘周围可见大量片状、线状出血和棉绒斑，黄斑上方局部视网膜灰白色水肿。

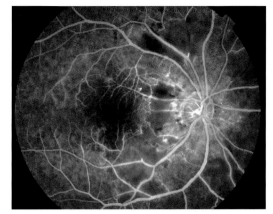

图 7-6B 造影晚期可见视网膜动脉变细，部分管壁着染。视盘周围可见大片状无灌注区（棉绒斑部位），部分出血所致的荧光遮蔽，毛细血管末端扩张。

（一）非增殖型糖尿病视网膜病变（non-proliferative diabetic retinopathy，NPDR）

1.眼底表现

（1）视网膜血管管径及形态变化，可出现视网膜静脉变粗、迂曲、串珠样改变。

（2）不同数量的微血管瘤、视网膜出血点或出血斑、硬性渗出及棉绒斑。

（3）视网膜内微血管异常（intraretinal microvascular anomalies，IRMA）。

2.FFA表现

（1）局部小的强荧光点，在微血管瘤上可见渗漏。

（2）视网膜出血点或出血斑、渗出及棉绒斑可表现为相应区域荧光遮蔽。

（3）局部毛细血管内出现无灌注区，临近无灌注区的毛细血管末端出现膨大、

扩张以及视网膜内新生血管形成。

（4）中心凹无血管区扩大（图 7-7A、B）。

（二）增殖型糖尿病视网膜病变（proliferative diabetic retinopathy，PDR）

新生血管的形成是增殖型糖尿病视网膜病变的标志。新生血管多分布于视盘周围及无灌注与正常视网膜交界处。

1.眼底表现

（1）在非增殖型糖尿病视网膜病变的基础上，可见视盘上及周边视网膜出现新生血管。

（2）新生血管出血引起的视网膜前出血、玻璃体积血等。

（3）纤维血管膜形成以及牵拉造成的视网膜脱离。

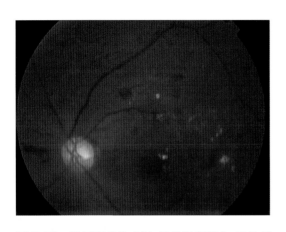

图 7-7A　视网膜动脉变细,静脉轻度迂曲,后极部多处点片状出血,片状硬性渗出。

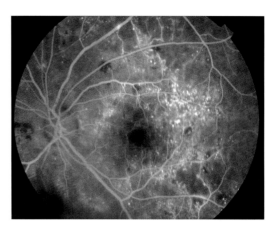

图 7-7B　造影晚期可见后极部大量点状强荧光,多处出血所致的荧光遮蔽,下方可见小片状无灌注区,黄斑颞上方可见视网膜内微血管异常,黄斑区拱环破坏扩大。

2.FFA表现

(1)背景型糖尿病视网膜病变的 FFA 表现。

(2)新生血管在动脉期就出现荧光素渗漏,至晚期逐渐增强,广泛渗漏。

(3)视网膜前出血及玻璃体积血造成的局部荧光素遮蔽(图 7-8)。

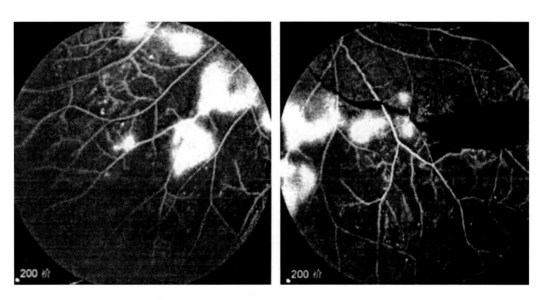

图 7-8　左图中显示在周边部视网膜可见新生血管造成的大片渗漏,周边大面积无灌注区。右图中除左图所见外,可见舟状视网膜前出血造成的荧光遮蔽。

(三)糖尿病性黄斑病变

糖尿病性黄斑病变 (diabetic maculopathy)是糖尿病患者视力丧失最常见的原因。糖尿病性黄斑病变包括糖尿病性黄斑水肿、糖尿病性黄斑缺血和增殖性糖尿病视网膜病变对黄斑的侵犯。

1.眼底表现

(1)黄斑区可见微血管瘤、出血斑点、硬性渗出,明显者可见弥漫性或局灶性视网膜增厚,甚至囊样变。

(2)眼底出现棉绒斑,白线状小动脉及明显的视网膜内微血管异常时,应考虑黄斑缺血。

(3)增殖性糖尿病视网膜病变眼内有异常牵拉条索,当牵拉力与视网膜表面呈切线方向时,视网膜表面皱褶呈放射状。

牵拉严重时,可使黄斑移位。有时,也可出现黄斑前膜(图 7-9A,B)。

2.FFA表现

(1)黄斑水肿时,造影早期后极部视网膜大量的微血管瘤及毛细血管扩张,散在出血。晚期黄斑部囊样水肿表现的荧光素积存呈花瓣状形态(图 7-10A,B)。

(2)黄斑缺血时,黄斑拱环扩大及局部毛细血管消失。严重时,末梢小动脉闭塞使大片毛细血管无灌注(图 7-11A,B)。

(3)在增殖期糖尿病视网膜病变时,可见黄斑区血管扭曲变形,牵拉变直。有时可见后极部不透明增殖膜遮挡荧光。

五、Coats 病

Coats 病是视网膜毛细血管扩张症(retinal telangiectasia)中的一种,是一种先天性视网膜血管异常性疾病,以视网膜血管迂曲扩张、多发性动脉瘤形成、不同程度的渗出和脂性渗出物沉积为特征。该病好发于青年男性,以眼底大量黄白色渗出、成簇的胆固醇结晶沉积和血管异常呈梭形、球形扩张或扭曲状为特征。

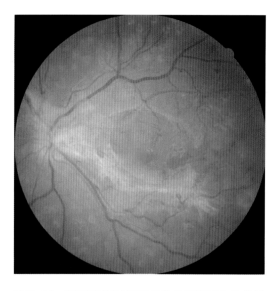

图 7-9A　糖尿病视网膜病变患者黄斑区大片状增殖膜,牵拉黄斑变形。

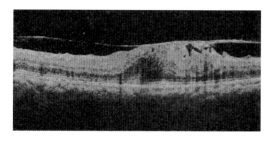

图 7-9B　明显黄斑前膜并牵拉黄斑变形。

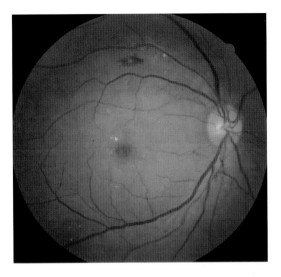

图 7-10A　糖尿病视网膜病变患者黄斑区可见渗出、出血,部分视网膜增厚。

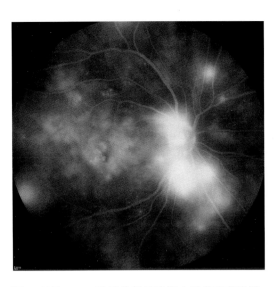

图 7-10B　FFA 显示黄斑区晚期大量荧光素渗漏,呈花瓣样改变。

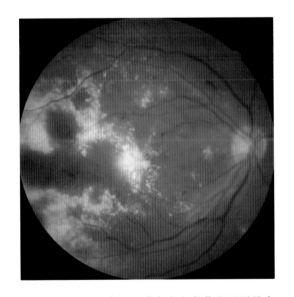

图 7-11A　糖尿病视网膜病变患者黄斑区可见大量渗出、出血。

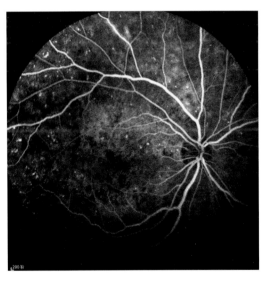

图 7-11B　FFA 显示黄斑区拱环明显破坏,边界不能辨认。

(一)眼底表现

1. 硬性渗出可出现于眼底任何部位,多位于视网膜血管下面。

2.常可见深层出血和发亮小点状胆固醇结晶。

3.病变区的血管显著异常,动静脉均可受损,尤以小动脉明显。

4.血管扩张迂曲,毛细血管梭形膨胀,

呈囊状或球形。

5.视网膜渗出进行性加重可致视网膜局部或全部脱离。

(二)FFA 表现

1. 视网膜血管异常通常多见于视网膜颞侧、毛细血管迂曲扩张和管径不规则及各种形态的异常血管。

2. 可见大片毛细血管无灌注区,其边缘可见微血管瘤。

3. 异常血管渗漏明显,晚期可大片融合。

4. 大片的渗出位于血管的下方,可造成背景荧光遮蔽,不影响视网膜荧光。

5. 视网膜内出血或大片状硬性渗出可造成荧光遮蔽(图 7-12A~C)。

六、黄斑中心凹旁毛细血管扩张

黄斑中心凹旁毛细血管扩张

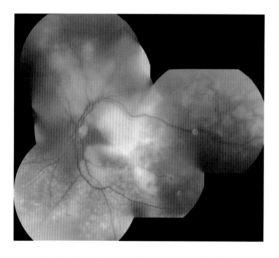

图 7-12A 视网膜下大量硬性渗出,黄白色胆固醇结晶颗粒周边部血管迂曲扩张,末端扩张,局部视网膜脱离。

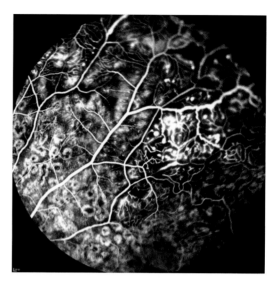

图 7-12B 1 分 23 秒时,可见视网膜颞侧毛细血管迂曲扩张、管径不规则,周边可见大片无灌注区。

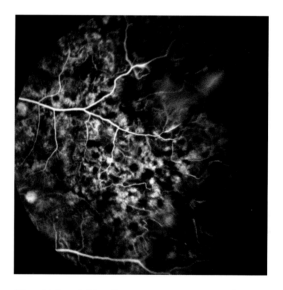

图 7-12C 造影 3 分 24 秒时,可见颞侧周边视网膜血管渗漏明显。

(parafoveal talangiectasis)是一种视网膜血管发育异常性病变,多见于中老年男性,一般以单眼发病多见。本病以黄斑出现水肿、视网膜增厚、毛细血管扩张、微血管瘤、偶有小的出血斑、水肿区的边缘有黄白色硬性渗出环、视力减退为特征。

(一)眼底表现

1.因黄斑部水肿、视网膜增厚造成中心凹旁视网膜颜色发灰。

2.异常扩张的毛细血管、微血管瘤形成及硬性渗出,多见于中心凹颞侧。

(二)FFA 表现

1. 造影早期,病变受累区域毛细血管充盈迟缓,毛细血管扩张,临近的小血管呈囊样扩张。

2. 可见大小不一的血管瘤及不同程度的毛细血管无灌注区。

3. 黄斑拱环结构破坏,环缘不完整,环外毛细血管网眼间隙扩大。

4. 毛细血管扩张区域荧光素渗漏明显,晚期持续强荧光(图 7-13A-C)。

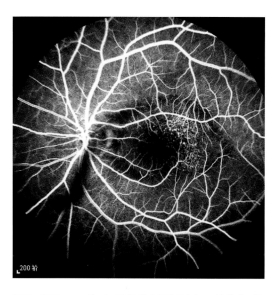

图 7-13B 21 秒时,可见黄斑颞侧毛细血管扩张,临近的小血管呈囊样扩张,不同程度的毛细血管无灌注区。黄斑拱环结构破坏,环缘不完整,环外毛细血管网眼间隙扩大。

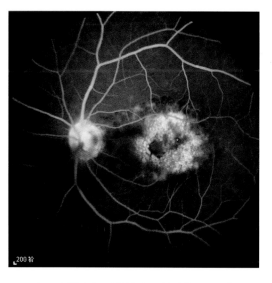

7-13C 造影晚期可见扩张区域渗漏明显,持续强荧光。

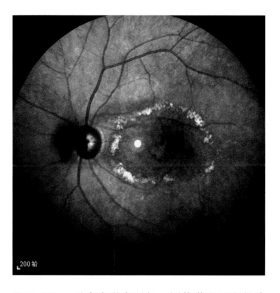

图 7-13A 无赤光眼底照相,围绕黄斑区硬性渗出。

七、视网膜动脉瘤

视网膜动脉瘤(retinal arterial macroaneurysm)常发于 60~70 岁的老年人,在视网膜后极部多见,多位于视网膜动脉第三分支以前，偶可见于动脉主干上的小分支。本病多与高血压和全身血管疾病有关。患者早期多无自觉症状,随着病变发展,瘤体出现渗出、水肿及出血侵及黄斑,才会影响中心视力。

(一)眼底表现

1.视网膜动脉上管壁呈纺锤形或梭形血管瘤样扩张。

2.瘤体周围或表面可见环形或半环形渗出、视网膜水肿以及出血。

(二)FFA 表现

1. 单个或多个动脉瘤位于视网膜动脉主干上。

2. 动脉瘤显影较早,多在动脉期。造影晚期表现不一,有的显示管壁着染,有

的则造成明显的渗漏。

3. 若有出血或动脉瘤周围环行渗出时,可造成荧光遮蔽。大的出血遮蔽视网膜动脉瘤不能显影,环行渗出造成相应区域遮蔽荧光(图 7-14A-C)。

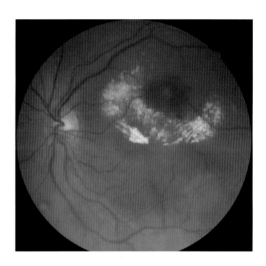

图 7-14A　视网膜颞上支动脉二级分支处呈纺锤形扩大,瘤体周围可见片状出血,周围环绕大片环形渗出。

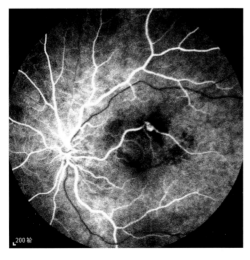

图 7-14B　动脉期 12 秒可见瘤体与视网膜动脉同时充盈,周围出血和硬渗造成荧光遮蔽。

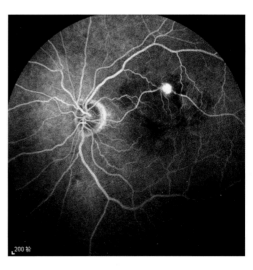

图 7-14C　造影晚期瘤体渗漏明显,周围出血和硬性渗出造成荧光遮蔽。

八、Eales 病

Eales 病（Eales disease），又称视网膜静脉周围炎、青年性复发性视网膜玻璃体积血，多见于 20~30 岁青年男性，双眼发病。本病的致病因素很多，有人认为与自身免疫反应性增强有关。本病以玻璃体积血、视网膜周边无灌注、血管白鞘及视网膜新生血管为特征。

(一)眼底表现

1. 主要血管病变位于眼底周边部，小静脉管径不规则迂曲，呈袢状，静脉旁常有白鞘、出血或渗出。

2. 部分小静脉表面及其邻近有结节状或片状灰白色渗出。

3. 晚期视网膜小血管闭塞，可引起视网膜缺血和新生血管形成。

(二)FFA 表现

1. 受累静脉曲张，不规则变细，管壁有荧光素渗漏和组织着染。

2. 微血管瘤与毛细血管扩张及渗漏。

3. 眼底周边部均有不同程度毛细血管无灌注。

4. 视网膜周边部毛细血管无灌注区的边缘可见微血管瘤、动静脉短路和新生血管（图 7-15A、B）。

九、视网膜毛细血管瘤

视网膜毛细血管瘤（capillary hemangioma of the retina）是先天性系统性母斑

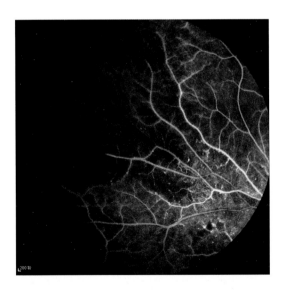

图 7-15A 1 分 38 秒可见受累静脉曲张，不规则变细，微血管瘤与毛细血管扩张及其渗漏。周边部毛细血管无灌注，其边缘可见微血管瘤、动静脉短路和新生血管。

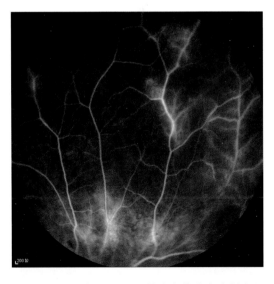

图 7-15B 6 分 29 秒可见管壁有荧光素渗漏和组织着染，血管边缘渗漏明显。

病中的一种,好发于 10~30 岁青少年。如果仅有视网膜血管瘤则称为 Von Hippel,若合并有全身诸如脑、脊髓、肾等的血管瘤则称为 Von Hippel-Lindau 综合征。视网膜毛细血管瘤为视网膜神经上皮层内毛细血管发育畸形所致。

(一)眼底表现

1.病变早期表现为细小密集成团状的毛细血管扩张,晚期瘤体增大呈橘红色球形,边界清晰,并有粗大迂曲的供养动脉和引流静脉。

2.瘤体渗漏可引起硬性渗出、视网膜水肿、出血及渗出性视网膜脱离。

(二)FFA 表现

1. 清楚可见供养动脉和回流静脉出入血管瘤。

2. 早期可见供养动脉充盈迅速,随即荧光充盈血管瘤及回流静脉。

3. 可见血管瘤的荧光素渗漏,肿瘤边界模糊,周围组织着染。

4. 在血管瘤周围,可见由出血和硬性渗出造成的荧光遮蔽(图 7-16A~D)。

十、眼缺血综合征

眼缺血综合征（ocular ischemic syndrome,OIS）是由严重的慢性颈动脉阻塞或眼动脉阻塞引起。常因粥样硬化,或炎症性疾病导致动脉阻塞达 90%以上管腔而致病。多见于老年人,以男性为多。约20%病例双眼受累。

(一)眼底表现

1.眼底检查可见视网膜动脉变窄,静脉扩张。

2.视网膜出血及微血管瘤,视盘或视网膜新生血管形成。

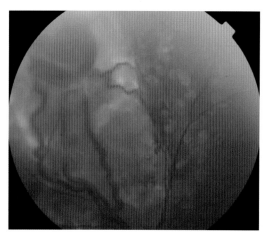

图 7-16A　颞上方瘤体呈橘红色球形,边界清晰,并有粗大迂曲的供养动脉和引流静脉。

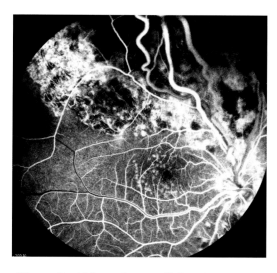

图 7-16B　早期 21 秒即可见供养动脉充盈迅速。

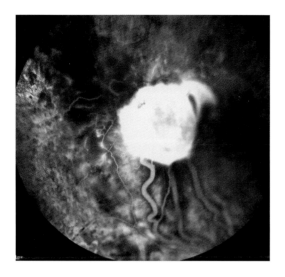

图 7-16C 可见血管瘤的荧光素渗漏,肿瘤边界模糊,周围出血渗出致荧光遮蔽。

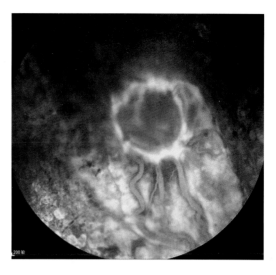

图 7-16D 晚期 10 分 44 秒时,瘤体荧光素已经排空,仍可见瘤体边缘组织着染。

(二)FFA 表现

1.脉络膜充盈延迟,动静脉期延长,血管壁着染。

2.与微血管瘤对应的点状强荧光及视网膜出血对应的荧光遮蔽。

3.新生血管可致明显的荧光素渗漏(图 7-17A-C)。

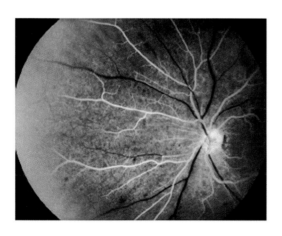

图 7-17A 动静脉期延长,造影 77 秒时,才可见静脉层流出现。

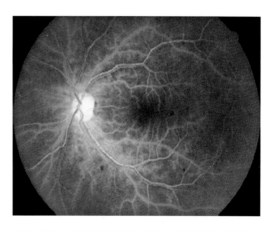

图 7-17B 动静脉管壁均着染,动脉着染更明显。

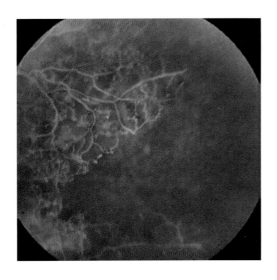

图 7-17C　中周边部可见新生血管，新生血管渗漏，周围可见无灌注区。

（李筱荣　刘巨平）

参考文献

1. 李筱荣,张红.荧光素眼底血管造影手册.天津:天津科技翻译出版公司,2007.

2. Dithmar S,Holz FG. Fluorescence angiography in ophthalmology.Heidelberg:Springer, 2008.

3. 张承芬.眼底病学(第2版).北京:人民卫生出版社,2010.

4. Mendrinos E, Machinis TG, Pournaras CJ. Ocular ischemic syndrome. Surv Ophthalmol. 55(1):2-34, 2010.

5. Wong WT, Chew EY. Ocular von Hippel-Lindau disease: clinical update and emerging treatments. Curr Opin Ophthalmol,19(3):213-7,2008.

6. Biswas J, Sharma T, Gopal L, et al. Eales disease--an update. Surv Ophthalmol, 47 (3):197-214,2002.

7. Rabb MF, Gagliano DA, Teske MP. Retinal arterial macroaneurysms. Surv Ophthalmol,33(2):73-96,1988.

8. DellaCroce JT, Vitale AT. Hypertension and the eye. Curr Opin Ophthalmol. 2008;19(6):493-498.

9. Rubin MP, Mukai S. Coats' disease. Int Ophthalmol Clin, 48(2):149-158,2008.

第 8 章

黄斑区疾病

黄斑区位于视网膜后极部中央,直径大约 5mm,如果以视盘的直径(PD)来衡量,大约有 2~3 个 PD 范围,临床所指的黄斑区范围较小,约 1PD 直径(1.5mm)范围,中央是中心小凹。这个区域有极为特殊精细的组织结构,黄斑边缘的神经节细胞丰富,黄斑周围由来源于颞上下血管弓血管末梢围合成的毛细血管网,中央形成拱环,其内为无血管区。其下方脉络膜毛细血管丰富,色素上皮排列紧密,脂褐质和黑色素分布规律, 多种眼底疾病发生于黄斑区或在黄斑区有较为特殊的表现。荧光素眼底血管造影是诊断黄斑部疾病、研究病变进展及治疗转归的有效手段和重要方法。近年来,眼底自发荧光检查对黄斑疾病的诊断显示出越来越多的诊断价值。

一、中心性浆液性脉络膜视网膜病变

中心性浆液性脉络膜视网膜病变(central serous chorioretinopathy,CSC,简称中浆)是一种原因不明的累及视网膜色素上皮的疾病, 多见于 20~45 岁的男性,单眼或双眼均可发病, 病情呈自限性,但是易于复发,有时迁延不愈,称作慢性中浆。 该病早期可以没有任何症状,如果反复发作可以表现为视力下降, 视物模糊,中心或旁中心相对性暗点。眼底见黄斑区视网膜圆形扁平浅脱离, 边缘清晰,见反光晕。荧光素眼底血管造影对本病具有确诊价值,能够明确渗漏点的准确位置并显示色素上皮受损区,指导治疗。

血管造影表现

1. 早期动脉期在视网膜色素上皮平面见单个或数个强荧光小点,荧光素逐渐向四周渗漏扩散。晚期荧光素积存于神经上皮脱离腔内,神经上皮脱离区呈现边界清楚的淡淡的强荧光区。

2. 常见的荧光渗漏形态有三种类型:第一种为炊烟状,此型造影特点是在动脉期或静脉早期在色素上皮缺损处出现点状渗漏, 此渗漏点向上迅速扩展,像冒烟一般向上喷出。到达视网膜脱离的

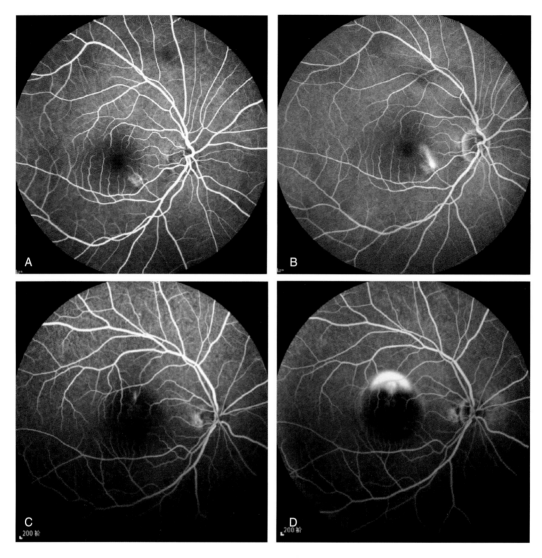

图8-1 （A）图为黄斑拱环鼻下方点状及片状强荧光灶。（B）图为造影晚期强荧光点呈喷烟状渗漏。（C）图为造影早期黄斑拱环上方点状强荧光灶,黄斑区视网膜下遮蔽荧光。(D)图为随造影时间,渗漏点处呈墨渍样渗漏,周围类圆形低荧光环为神经上皮脱离。

最上缘时,向鼻侧或颞侧飘折,像炊烟被风吹弯了一样。第二种为蘑菇状渗漏,由于荧光素在神经上皮层下快速渗漏聚集,向上方扩散,到达神经上皮层脱离的上界后向鼻颞两侧反折,形成蘑菇或伞样渗漏。第三种为墨渍样渗漏,荧光素渗漏后向墨迹一样逐渐晕染,这种情况常代表局部色素上皮功能受损,或反复发作、迁延不愈。

二、中心性渗出性脉络膜视网膜病变(特发性脉络膜新生血管)

中心性渗出性脉络膜视网膜病变(central exudative chorioretinopathy)是黄斑区孤立的视网膜脉络膜病灶，病因不明，但多数学者认为与炎症相关，在国外称作"特发性脉络膜新生血管"。我国简称为"中渗"，本病患者多数为中青年女性，单眼发病居多。临床表现为中心视力下降，中央暗点及视物变形。眼底检查见黄斑区黄白色病灶，病灶周围伴有出血、视网膜水肿、渗出。病程久者可见色素增殖紊乱，最终病灶机化瘢痕。荧光素眼底血管造影对本病具有诊断价值，并可以根据病灶的位置选择治疗方法。对距离中心凹 500μm 以外的病灶可用激光光凝治疗，中心凹下的病灶可行抗 VEGF 注射或光动力疗法。

血管造影表现

1. 早期可见网状、花边状等形态清晰的脉络膜新生血管形态，早期荧光素渗

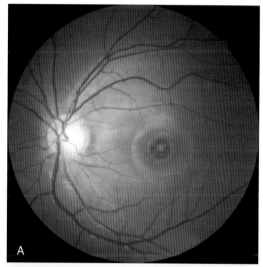

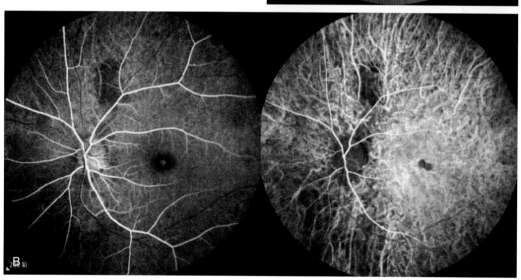

图 8-2　中渗。(A)黄斑部见 1/4PD 黄白色脉络膜下新生血管膜，环形暗红色视网膜下出血，视网膜神经上皮浅脱离。(B)图左为 FFA，可见黄斑中心小片状强荧光，周围为环形遮蔽荧光(出血)，右图为 ICGA，可见脉络膜小片新生血管灶。(待续)

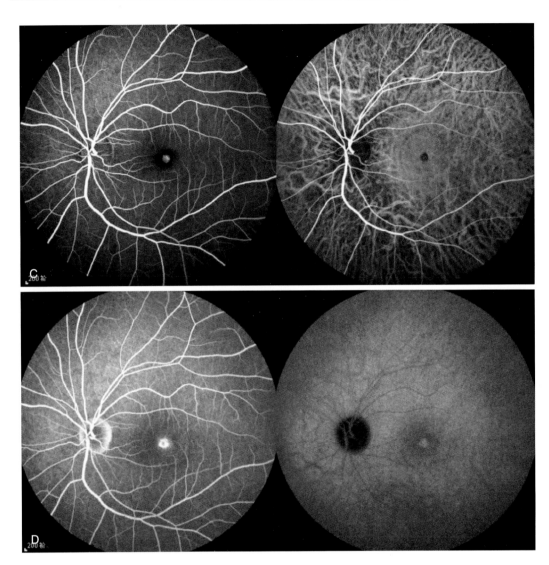

图 8-2(续)　(C)图为随着染料不断渗漏,荧光持续增强。(D)图为造影晚期黄斑部中央见 1/4PD 脉络膜新生血管膜呈现强荧光,荧光染料渗漏。

漏,融合成斑片状强荧光。出血部位呈现荧光遮蔽。

2. 晚期黄斑部病灶区强荧光,外围勾勒出神经上皮脱离范围。

3. 自发荧光的改变依据色素上皮受损的范围和程度,病灶区以强自发荧光为主,出血区可以是遮挡荧光。

三、玻璃膜疣

玻璃膜疣(drusen)随着年龄的增长,细胞衰老过程加速,来自视网膜色素上皮细胞的膜性代谢产物沉积在 Bruch 膜上,堆积形成。目前,认为其与脉络膜新生血管的形成相关。检眼镜下硬性玻璃膜疣表现为黄白色小点,边缘清晰。软性玻璃膜疣直径较硬性玻璃膜疣大,可以相互融合,形状不规则。玻璃膜疣多见于中老年,也可见于正常眼底或并存于其他眼底疾病。

血管造影表现

1. 由于玻璃膜疣处色素上皮脱失,表现为窗样透见荧光。造影早期表现为圆点状强荧光,晚期随背景荧光消退而减弱。

2. 如果色素上皮功能损害,晚期亦可表现为荧光染料着染。

3. 自发荧光在干性玻璃膜疣可以表现为强的自发荧光,软性疣是弱的自发荧光,大量玻璃膜疣显示斑驳样自发荧光。自发荧光作为一种无创检查,可以用来随访玻璃膜疣的进展。

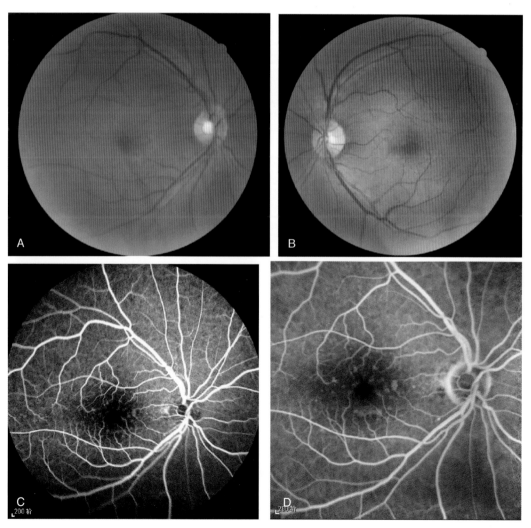

图 8-3 (A)为双眼玻璃膜疣的眼底。(C-E)为荧光血管造影黄斑区散在点状强荧光,晚期强荧光有所减弱。(待续)

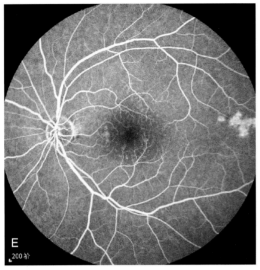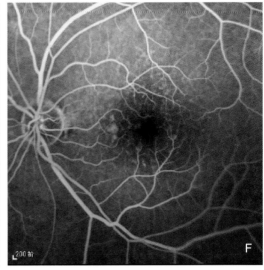

图 8-3(续)(E,F)

四、年龄相关性黄斑变性

年龄相关性黄斑变性（age-related macular degeneration，AMD）分为干性（或称萎缩性、非新生血管性）和湿性（或称渗出性、新生血管性）。干性 AMD 大约占所有 AMD 病例的 80%，湿性占 20%。干性 AMD 是由于视网膜色素上皮逐渐萎缩伴随着感光细胞凋亡，临床表现为视力进行性下降，早期眼底见黄斑区色素紊乱，玻璃膜疣；晚期黄斑部可见边界清楚的地图样萎缩，脉络膜大血管暴露。湿性 AMD 是由于 Bruch 膜损害，脉络膜新生血管形成，导致出血和水肿积聚在视网膜内、视网膜下和（或）RPE 下。早期患者感觉视物模糊，视力下降，视物变形，眼底表现为黄斑部视网膜下出血、黄白色新生血管膜、RPE 脱离、神经上皮脱离等；晚期黄斑部

形成黄白色瘢痕，严重损害视力。眼底血管造影对年龄相关性黄斑变性的诊断及病情变化观察十分重要。对于中心凹无血管区 500 μm 外的 CNV 可以用激光直接光凝封闭，位于中心凹的 CNV 以抗 VEGF 药物为一线治疗，也可以联合光动力疗法。

血管造影表现

1. 干性 AMD：由于 RPE 萎缩，萎缩区表现为窗样透见荧光。玻璃膜疣表现为透见荧光或荧光素染色。

2. 湿性 AMD：脉络膜新生血管膜荧光素眼底血管造影分为典型性 CNV（typical CNV）和隐匿性 CNV（occult CNV）。典型性 CNV：造影早期见边界清楚的网状或花边状新生血管，荧光素渗漏迅速，很快表现为一片强荧光，遮蔽 CNV 形态，强荧光区边界模糊。隐匿性 CNV 有两种表现：

一种是纤维血管性 RPE 脱离：眼底见 RPE 隆起，表现为不规则的成簇点状强荧光，大约在染料注射后 1~2 分钟时表现明显，晚期强荧光渗漏。另一种是晚期无源性渗漏：指没有早期强荧光，没有新生血管形态，晚期病变区出现荧光素渗漏，但是渗漏源不明确。这种 CNV 的边界往往难以确定。隐匿性 CNV 需要联合 ICGA 脉

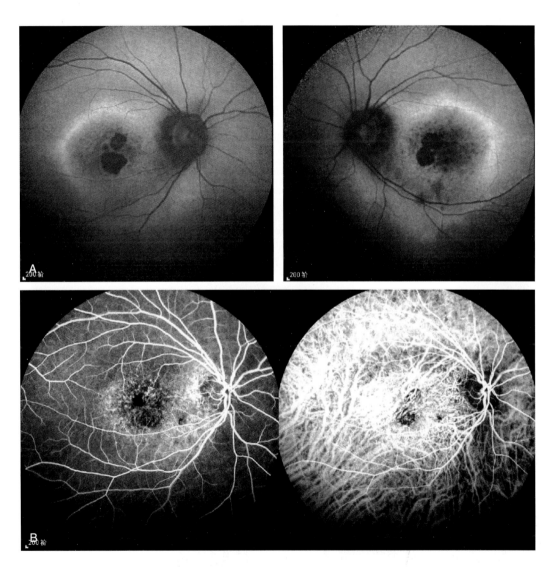

图 8-4　双眼干性黄斑变性。(A) 为双眼自发荧光图像，黄斑区中央弱荧光，周围强荧光环绕。(B-E) 为双眼对称性黄斑变性，早期黄斑区透见荧光，晚期荧光部分减弱。ICGA 上可见粗大脉络膜血管裸露，晚期荧光退行。(F-I) 为湿性 AMD (典型 CNV)，黄斑中心可见约 2.5PD 范围的视网膜浅脱离区，中央早期可见网状强荧光，在脉络膜造影显示更加清晰，随着造影过程，强荧光区逐渐增强，晚期中央见强荧光灶，外围弱荧光环 (出血)，再外围是斑驳样的强荧光。(K) 图为特发性息肉样脉络膜视网膜病变，左图 FFA 可见黄斑区及鼻侧见强荧光灶，晚期轻度荧光渗漏；右图 ICGA 可见早期黄斑区囊样扩张及树枝状脉络膜粗大血管，晚期囊样扩张及树枝状脉络膜粗大血管荧光退行。(待续)

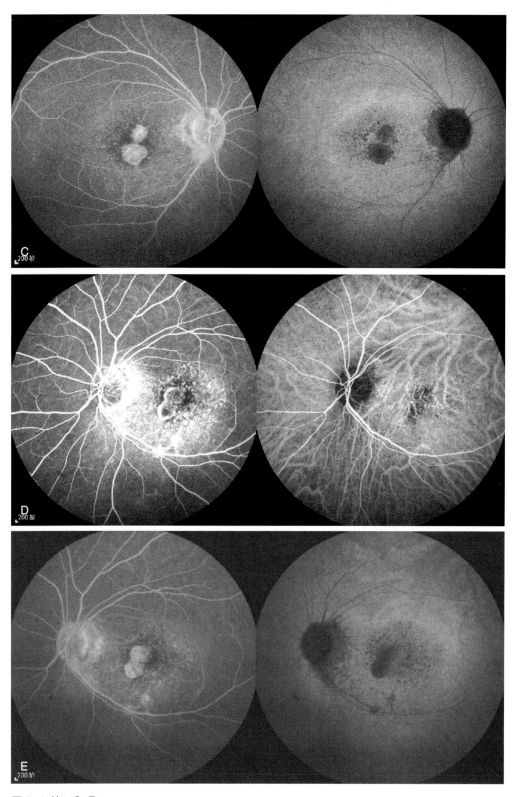

图 8-4(续)(C-E)

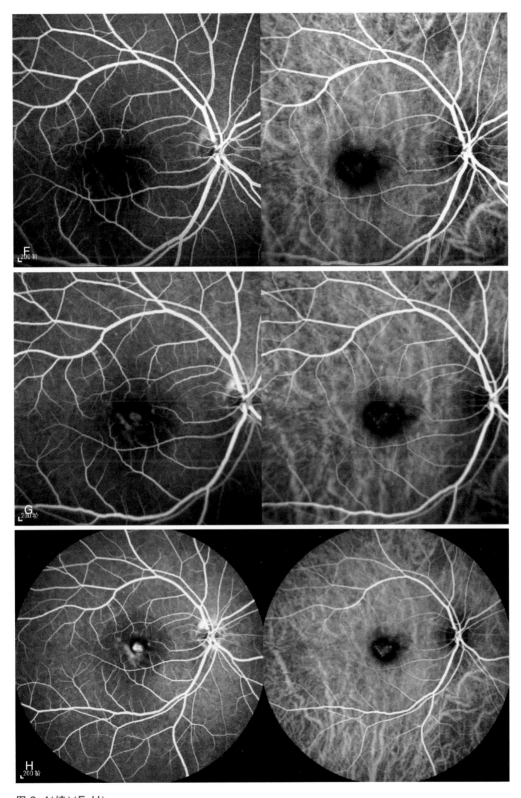

图 8-4(续)(F-H)

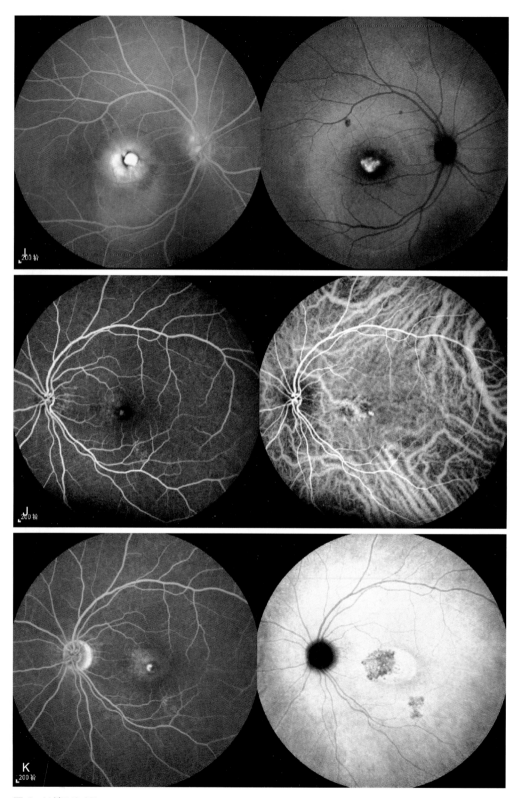

图 8-4(续)(I-K)

络膜造影,有可能显示脉络膜新生血管的形态或是脉络膜息肉样病变。

3. 出血部位呈现荧光遮蔽。

五、病理性近视

病理性近视(pathological myopia)一般指眼轴长 26mm 以上,近视性屈光不正大于 6D。其对视功能的影响不仅在于高度屈光不正,病理性近视由于眼轴不断持续增长,还可以形成后极部巩膜葡萄肿、漆裂纹、视网膜下出血及继发性脉络膜新生血管。荧光素眼底血管造影有助于确诊脉络膜新生血管膜,如果单纯的黄斑区出血,建议联合脉络膜造影,可以观察血下病变,观察其与漆裂纹的关系。

血管造影表现

1. 视盘颞侧近视弧处透见巩膜荧光素染色强荧光。

2. 造影早期由于脉络膜毛细血管层萎缩可见粗大的脉络膜血管暴露。

3. 浅层的片状出血可以遮蔽背景荧光。

4. 漆裂纹表现为线状强荧光,荧光强度渐强,但是形态清晰,没有荧光素渗漏。

5. 脉络膜新生血管在早期可见新生血管形态,边界清楚,荧光素迅速渗漏,晚期呈现强荧光。

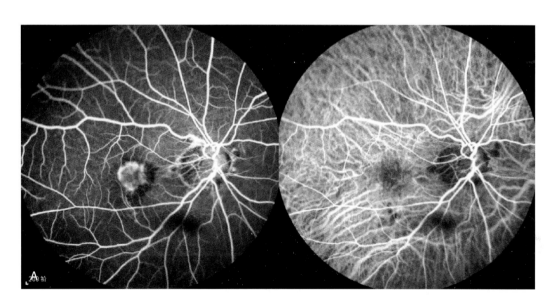

图 8-5 高度近视视网膜病变。(A)造影早期视盘颞侧可见近视弧,黄斑区小片强荧光为脉络膜新生血管,周围环形遮蔽荧光(出血),ICGA 可观察到脉络膜新生血管的形态。(待续)

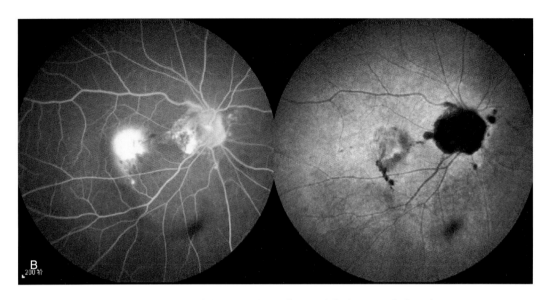

图 8-5(续)　晚期(B)视盘颞侧荧光素染色呈强荧光,黄斑区脉络膜新生血管荧光渗漏。

六、黄斑部视网膜前膜

黄斑部视网膜前膜(macular epiretinal membrane)是在视网膜内表面由神经胶质细胞和视网膜色素细胞移行增生而形成的纤维膜,玻璃体后脱离是最常见的原因。此外,内眼手术、炎症、缺血、外伤、激光光凝、孔源性视网膜脱离等都可以导致,但也有一部分是不明原因的,临床主要表现为视力下降和视物变形。由于增殖程度的不同,前膜可以表现为透明菲薄,检眼镜下呈现视网膜表面金箔样反光或黄斑区小血管末梢轻微牵拉变形,也可以表现为半透明或完全白色的纤维膜。纤维膜收缩可导致视网膜表面皱褶,小血管迁曲变形、纠结成团。荧光素眼底血管造影时,黄斑拱环区小血管的牵拉变形非常明显。较厚或广泛的前膜可伴有视网膜点状出血、微血管瘤、脂质渗出、毛细血管扩张和视网膜内囊性改变等。

血管造影表现(图 8-6)

1. 无赤光眼底照片显示前膜形成的视网膜前皱褶。

2. 中心凹旁的小血管牵拉变形、血管异常迂曲。

3. 致密的前膜能够遮蔽荧光,局部呈现弱荧光。

4. 晚期血管末梢部荧光素渗漏明显,呈现强荧光。严重者可表现为黄斑囊样水肿。

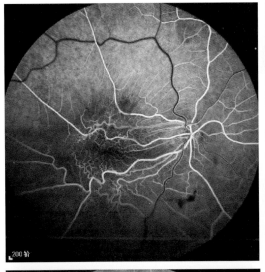

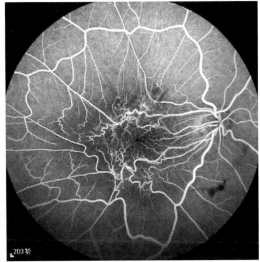

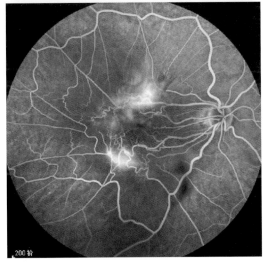

图 8-6 黄斑前膜。可见黄斑区血管迂曲皱缩,牵拉周围视网膜血管,随造影时间延长,荧光逐渐增强,晚期血管末梢渗漏呈强荧光。

七、黄斑裂孔

黄斑裂孔(macular hole)是黄斑中心凹区的视网膜裂孔,原因很多,包括外伤、炎症、缺血、长期的黄斑水肿、视网膜退行性病变等,也可以是原因不明。黄斑裂孔分为板层孔和全层孔。板层孔是视网膜内层的缺损,全层孔是视网膜全层的缺失。临床表现为视物变形、中心暗点和视力下降。眼底表现裂孔底部颜色暗红,散在灰白色小点,周围视网膜颜色发灰。OCT 检查是黄斑裂孔诊断的金标准。

血管造影表现(图 8-7)

1. 如果裂孔区的视网膜色素上皮未受损害,荧光素血管造影可以表现正常。

2. 眼底自发荧光裂孔处可以为弱的荧光,有些脂褐质的增多为强的自发荧光。

3. 裂孔区表现为窗样缺损。

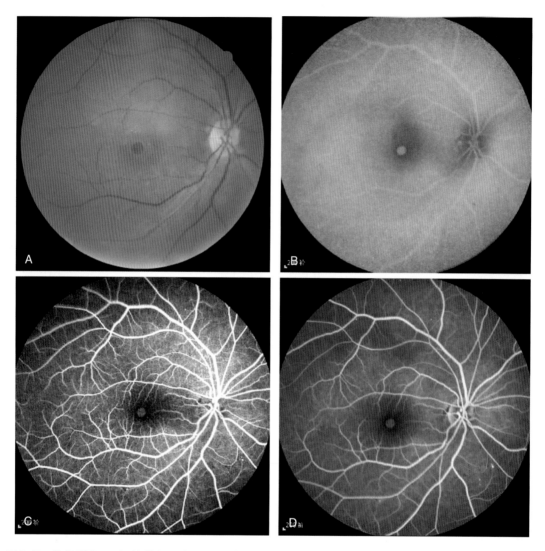

图 8-7　黄斑裂孔。(A)见黄斑区中央圆形裂孔约 1/8PD。(B)为自发荧光,见黄斑区中央圆形强荧光。(C)及(D)造影上见黄斑中心处为圆形边界清楚的强荧光灶,晚期无荧光渗漏。

4. 黄斑裂孔周围浅脱离的视网膜呈现弱荧光。

八、黄斑囊样水肿

黄斑囊样水肿(cystoid macular edema,CME)不是一种独立的疾病,而是多种疾病的继发改变。一般多见于视网膜血管阻塞性疾病、糖尿病性视网膜病变、炎症、内眼手术后及葡萄膜炎等。这些病因都导致血-视网膜屏障破坏,视网膜深层毛细血管内的液体渗漏,液体积存在中心凹周围辐射状排列的 Henle 纤维之间,形成囊样或花瓣状结构。荧光素血管造影可以发现水肿的病因以及水肿范围,也可以进行随访和治疗。

血管造影表现(图 8-8)

1. 如果水肿较重可以遮挡脉络膜背景荧光,早期呈现弱荧光。

2. 静脉期可见黄斑区视网膜毛细血管扩张、血管壁染。

3. 晚期荧光素持续渗漏,积聚融合成花瓣状、囊样强荧光,当水肿较轻时,黄斑区仅见稍强荧光。

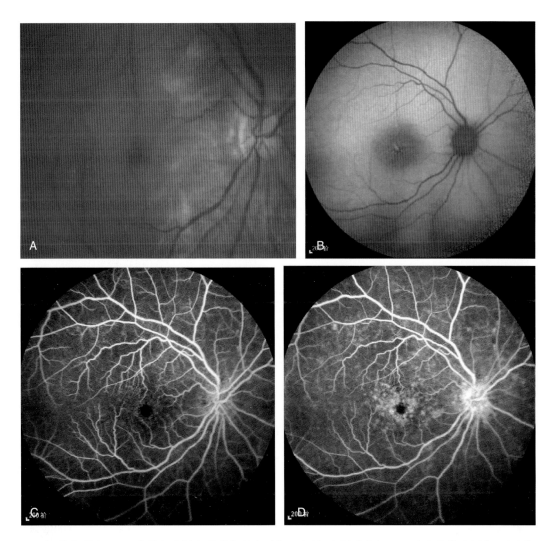

图 8-8　葡萄膜炎。(A)为黄斑囊样水肿彩色眼底照相,可见视盘界清色红;(B)为自发荧光图像,可见黄斑区囊样强荧光;(C-D)为荧光素血管造影。(C)可见黄斑拱环周围毛细血管扩张;(D)随造影时间延长,荧光逐渐增强。(待续)

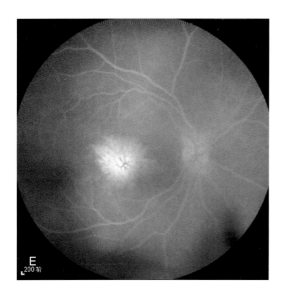

图 8-8(续) (E)晚期呈囊样荧光积存。

九、Stargardt 病

Stargardt 病(Stargardt disease)是一种变性类疾病。发病年龄多在 6~20 岁之间,双眼发病,呈常染色体隐性遗传,也有散发病例。Stargardt 病在早期表现为双眼视力下降,早期眼底表现可以正常。特征性改变为黄斑区青灰色,伴或不伴黄白色小斑点。晚期黄斑出现簇状黄色斑点,境界清楚的牛眼状萎缩区,呈金箔样反光。荧光素眼底血管造影有助于早期诊断。

血管造影表现(图 8-9)

1. 脉络膜背景荧光普遍减弱,增加了和视网膜血管荧光的对比度,反衬出视网膜毛细血管更加清晰,这一现象称为"脉络膜淹没征(choroidal silence)",是诊断的特异性指征。

2. 黄斑区近似横椭圆形弥漫性色素上皮萎缩,窗样缺损。

3. 黄色斑点在自发荧光中可以为强

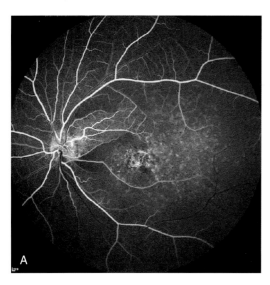
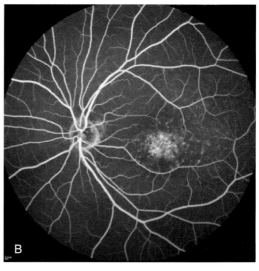

图 8-9 (A-D)为双眼 Stargardt 病,可见黄斑区近似横椭圆形弥漫性色素上皮萎缩,呈窗样缺损改变,晚期荧光素无明显渗漏。(待续)

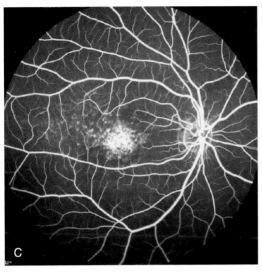

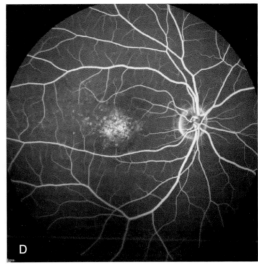

图 8-9(续)(C,D)

的荧光,晚期萎缩区也可以为弱的自发荧光。

4. 晚期病例黄斑区呈现牛眼状窗样透见荧光。脉络毛细血管萎缩后,见脉络膜大血管裸露。

十、先天性视网膜劈裂

先天性视网膜劈裂是一种 X 性染色体隐性遗传病,但也有报道常染色体隐性遗传、常染色体显性遗传及遗传方式不确定。母亲为携带者,劈裂部位对称。先天发病,多见于男性儿童,女性罕见。常在学龄期或学龄前期视力缺陷就诊而被发现。劈裂症发生于黄斑部者称黄斑部视网膜劈裂,特征性的改变是中心凹周围囊样隆起,或细小轮辐状外观,以中心凹为中心发展成放射状囊样皱褶,逐渐相互融合成炸面圈状的视网膜内层劈裂。

血管造影表现(图 8-10)

1. 早期可见颗粒状荧光或轮辐状改变。
2. 造影过程中形态无改变。
3. 晚期未见荧光素渗漏及荧光增强。

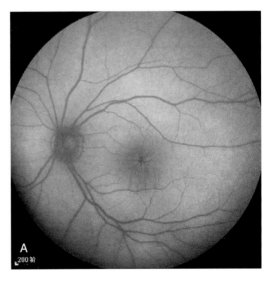

图 8-10A (A)为自发荧光,可见黄斑中央轮辐状荧光。

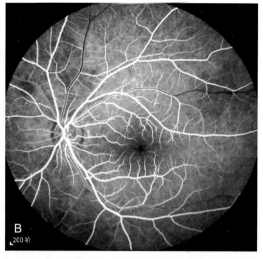

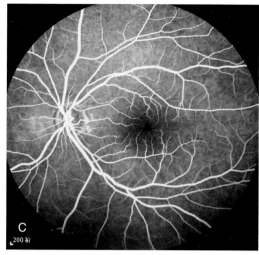

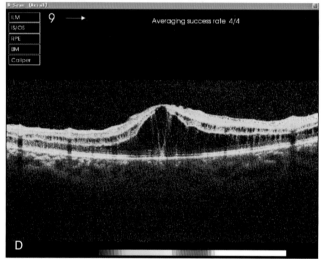

图 8-10 （续）（B、C、D） 黄斑部视网膜劈裂。(B)及(C)为眼底荧光造影,黄斑区中央呈轮辐状弱荧光。(D)为 OCT 表现,可见黄斑囊样水肿改变。

十一、黄斑缺损

黄斑缺损(macular coloboma)是眼底先天性异常,患者多有畏光,眼球震颤,斜视,中心视力很差,多累及单眼。眼底表现为黄斑部边界清晰的缺损区,有时合并其他部位视网膜、脉络膜缺损。缺损区内可见脉络膜大血管,可无色素或有少量色素。

血管造影表现图

1. 黄斑缺损区内无脉络膜背影荧光,脉络膜大血管暴露。

2. 依据留存色素情况有相应的荧光改变。

十二、先天性视盘小凹

先天性视盘小凹（congenital optic nerve pit）是少见的进展性视盘缺损。眼底见视盘上有边界清晰的凹陷，多数位于视盘的颞侧，偶尔见于鼻上象限，多为单眼发病，患眼视盘较对侧眼视盘大。40%~60%的患者黄斑区有视网膜浅脱离。液体渗漏至黄斑区视网膜下的机理尚不十分明确。据报道，有较少部分患者视网膜下液可自行吸收。荧光血管造影检查易于发现视盘病灶，有助于诊断。

血管造影表现(图 8-11)

1. 早期视盘小凹表现为边界清晰的无荧光区。

2. 中期视盘小凹内逐渐有荧光染料渗漏，荧光逐渐增强。

3. 乳斑束部位视网膜血管可以有荧光渗漏。

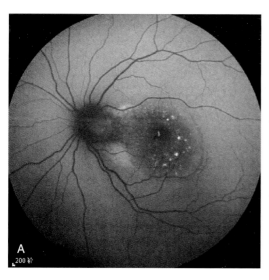
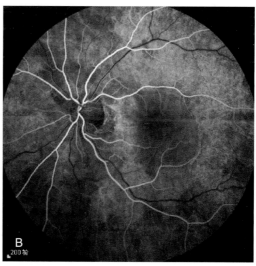

图 8-11　先天性视盘小凹。(A)为自发荧光，视盘颞侧偏下可见楔形强荧光影，黄斑区约 2PD 圆形弱荧光，其内颗粒样强荧光点，乳斑区为强荧光影。(B-D)为荧光素血管造影。(B)造影早期可见视盘颞侧偏下楔形弱荧光，黄斑区类圆形遮蔽荧光，乳斑区强荧光。(C)随造影时间延长乳斑区荧光增强。(D)造影晚期可见视盘颞侧荧光着色，乳斑区强荧光轻度渗漏，黄斑区约 2PD 遮蔽荧光为神经上皮脱离。(待续)

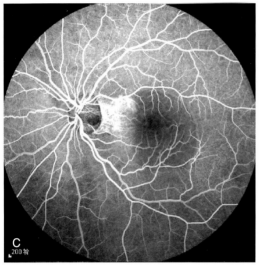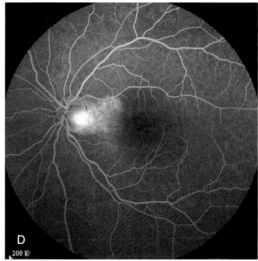

图 8-11(续)(C,D)

十三、视锥细胞营养不良

视锥细胞营养不良（cone dystrophy）是一组选择性损害视锥细胞功能的遗传性视网膜变性。包括先天性及非先天性进展性两类，遗传方式包括常染色体显性、隐性或 X 性连锁隐性遗传。早期眼底表现可以正常，典型表现是病变区呈"牛眼"状（bulls eye）。进行性萎缩可以发展到近视盘或黄斑颞侧及视网膜中周部位，诊断主要依靠电生理检查和自发荧光检查。ERG 视锥细胞反应异常，ERG 明适应和 30Hz 闪烁光反应几乎消失，ERG 暗适应正常。

血管造影表现(图 8-12)

1. 早期可以正常。

2. 典型表现：后极部椭圆形强荧光，同时黄斑部呈弱荧光，呈牛眼状。自发荧光中央区暗，周围环绕强自发荧光环。

3. 造影期间无荧光素渗漏。

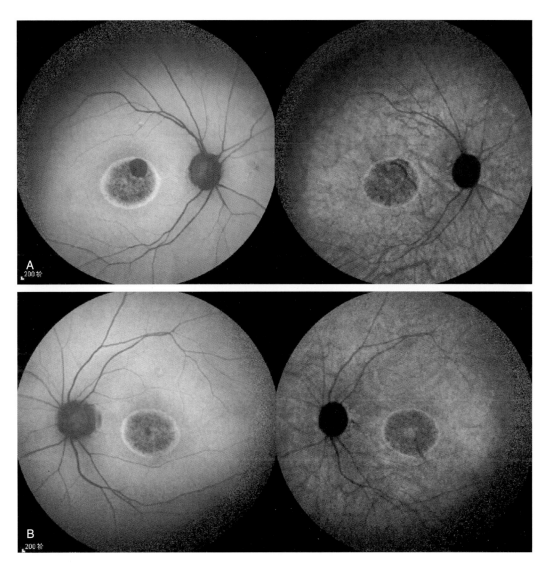

图 8-12 为双眼视锥细胞营养不良。(A,B)为双眼自发荧光图像,可见双眼黄斑区椭圆形弱荧光,周围强荧光环绕。(C-G)为眼底荧光血管造影,可见双眼后极部椭圆形强荧光,黄斑部呈弱荧光,呈牛眼状改变,晚期无荧光渗漏。ICGA 上可见黄斑区脉络膜大血管裸露,晚期荧光退行呈弱荧光灶。(待续)

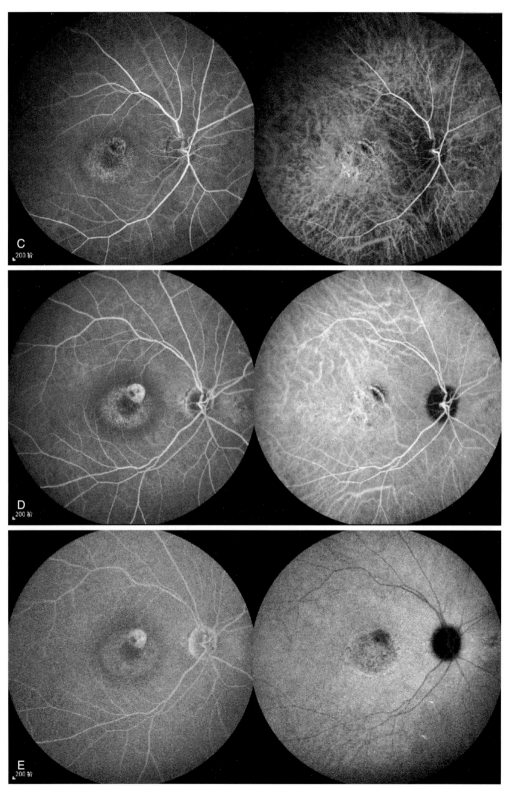

图 8-12(续)(C-E)

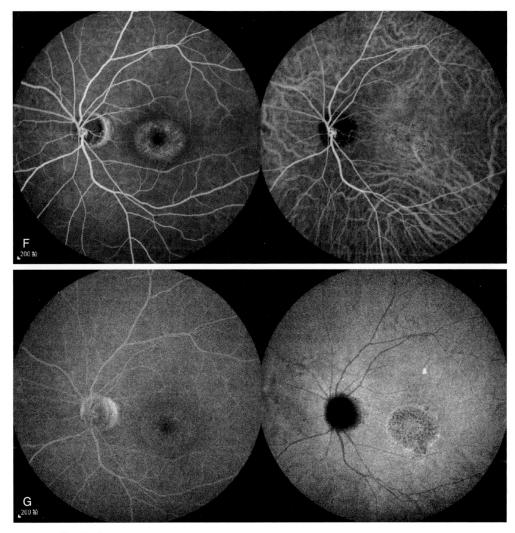

图 8-12(续)(F-G)

十四、卵黄样黄斑营养不良

卵黄样黄斑营养不良(vitelliformdys-trophy),又称 Best 病。双眼发病,该病在不同的阶段表现不同,可能导致诊断困难,典型"卵黄期"黄斑区见边界清楚的卵黄样隆起。卵黄样病变内物质崩解后沉降在下部,出现液平面,表现为假性积脓,这时患者视力明显下降。病变吸收后形成瘢痕。

血管造影表现

1. 前期眼底表现正常。

2. 卵黄完整时,遮蔽脉络膜背影荧光,自发荧光可以显示脂褐质的各种分布变化。

3. 继发新生血管时,可会有相应表现。

(李志清　胡立影)

参考文献

1. 张承芬. 眼底病学. 北京: 人民卫生出版社,2001

2. 梁树今,廖菊生,高育英. 眼底荧光血管造影释义. 石家庄:河北人民出版社,1980

3. 李筱荣,张红.荧光素眼底血管造影手册. 天津:天津科技翻译出版公司,2007

4.Destro MC,Puliafito A. Indocyanine green video angiography of choroidal neovascularization [J].Ophthalmology, 96: 846–853,1989.

5.G uyer DR, Puliafito CA,Mones JM,et al.Digital Indocyanine green angiography in chorioretinal disorders[J].Ophthalmol, 99:287–290,1992.

6.Yannuzzi LA Slakter JS,Sorenson JA,et al.Digitital Indocyanine green videoangiography and choroidal neovascularization [J].Retina,12 (3):191–223,1992.

7.Kraushar,M.F.,S.Margollis,P.,H.Morse,M.E.Nuggent. Pseudohypoppyobenn in best:svitelliform macular dystrophy [J]. Am.J.Ophthalmol(94):30,1982.

8.Dithmar S,Holz FG.Fluorescence angiography in ophthalmology. Heidelberg:Springer,2008.

第 9 章

视神经疾病

视神经为第 II 对颅神经，由视网膜视神经节细胞的轴索（axon）即视神经纤维汇集而成。主要病理变化包括先天发育异常、水肿、缺血和炎症。视神经疾患是神经眼科学中的一类重要疾病，患病率和发病率在整个神经眼科中所占比重较大，是神经眼科领域中一类最常见的可致盲性眼病。荧光素眼底血管造影可以对此类疾病的诊断提供重要的参考价值，同时在鉴别诊断中也具有重要意义。本章将分别叙述：视盘玻璃膜疣、视神经盘水肿、视盘血管炎、视神经乳头炎、视神经视网膜炎、前部缺血性视神经乳头病变及视神经萎缩等疾病。

一、视盘玻璃膜疣

视盘玻璃膜疣（optic disc drusen）根据病变位置的深浅，分为埋藏性玻璃膜疣（buried drusen）与表面性玻璃膜疣（superficial drusen）。本病一般无临床症状，多在常规体检中发现，可伴有生理盲点扩大，视野缺损，极少数有中心视力丧失，很少

下降到 0.4 以下。眼底血管造影对埋藏于视盘深部的玻璃膜疣具有重要的诊断价值，后期可以显示埋藏性玻璃膜疣的形态与部位。B 超则是本病最可靠的诊断方法。

(一)眼底表现

1. 埋藏性玻璃膜疣者表现为视神经盘水肿外观。

2. 表面性玻璃膜疣者在视盘可见结节状胶状隆起块，向玻璃体内突出。

(二)FFA 表现

1. 造影早期局部呈现结节状稍强荧光。

2. 中期背景荧光消失，其荧光仍增强，但无扩大、渗漏，持续时间长。

3. 晚期没有荧光渗漏(图 9-1)。

(三)自发荧光

在造影前，无赤光眼底照相可见视盘玻璃膜疣呈现明显的结节状自发荧光(图 9-2)。

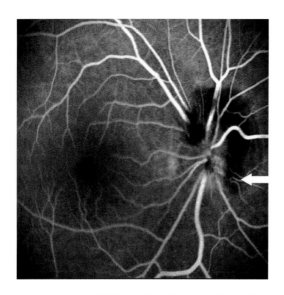

图 9-1 造影后期箭头所指为视盘玻璃膜疣,呈现强荧光,无扩大和渗漏。

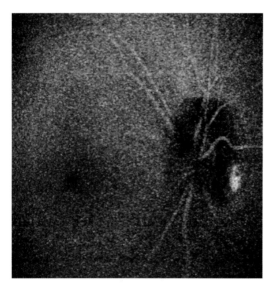

图 9-2 无赤光眼底照相视盘玻璃膜疣的自发荧光。

二、视神经水肿

视神经水肿(papilledema)也称视盘

水肿是颅内、全身性疾病及眼球局部某些疾病所引起的视神经的被动性水肿,视神经无原发性炎症。视神经水肿是颅内压增高的重要临床体征之一,可有以下临床表现:①中心视力下降。早期视力可完全正常(视敏度检测已有异常),可有短暂性视力模糊或发灰暗感。随着病情发展,阵发性视物朦胧发作日益频繁,甚至出现一过性黑矇,常在体位改变时出现,视野检查可见生理盲点扩大。在少数病例中,肿瘤直接压迫视神经或造成视神经供养动脉充血,可在早期即有视力严重受损或失明。②复视或远视。前者因肿瘤直接压迫或颅内压增高压迫神经引起。后者是视盘周围视网膜下液体集聚引起的获得性远视。③头痛、恶心、呕吐等与颅内高压相关的全身症状和体征。若视神经发生继发性萎缩,则视功能可有明显障碍,甚至完全失明。及时解除引起视神经水肿的原发疾病,其愈后良好。

(一)眼底表现

不同病期可有不同体征。

1. 视盘充血:视盘表面毛细血管扩张所致,是最早期的表现。

2. 渗出:硬性渗出和棉絮状白斑出现的时间、部位有助于了解病程和病情。

3. 视盘肿胀:从视盘隆起到高出视网膜达 3~4D 高度。

4. 视神经纤维层放射状或条纹状出血:是早期视盘水肿的重要体征,是视盘内或盘周扩张的毛细血管破裂所致。

5. 视盘周围神经纤维层肿胀混浊:直

线型白色反光条纹丧失或变弯曲,颜色变深,模糊不清无光泽。

6. 视盘生理杯饱满。

7. Paton 线:视盘水肿明显时,在视盘颞侧围绕视盘的同心性弧形线条,是由于视盘水肿使其邻近视网膜向周围移位,引起视网膜折叠,内界膜出现反光后形成。但当视盘水肿明显加重,Paton 线可消失。Paton 线是真性视盘水肿最可靠的体征之一。

8. 自发性视网膜静脉搏动消失:表明颅内压超过 200mmH$_2$O(1mmH$_2$O≈9.81Pa)。

9. 视神经睫状静脉分流:是由于视神经鞘内压力增高所致。当该体征伴有苍白视盘水肿,且视力差时,应高度怀疑前部视神经鞘脑膜瘤。

(二)FFA 表现

1. 视盘水肿初期,造影动脉前期,动静脉期均无异常,至造影后期,视盘边缘有轻度着色。

2. 水肿进一步发展,造影动脉期视盘表面可见毛细血管扩张并延伸至视盘边缘外(图 9-3)。

3. 病情严重,视盘毛细血管扩张更为显著,行径迂曲,还能见到微血管瘤,荧光素迅速从这些扩张的毛细血管外渗,使整个水肿区着色。造影后期呈一片强荧光(图 9-4)。荧光素渗漏及组织着色范围多限于视盘表层辐射状毛细血管分布区。有时,亦可向玻璃体内弥散。视网膜静脉管壁亦有着色。

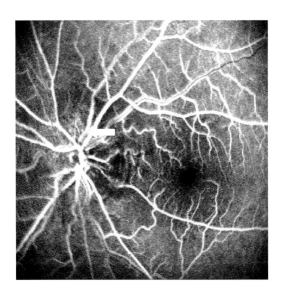

图 9-3　动脉期:视盘表面扩张的毛细血管呈现强荧光。

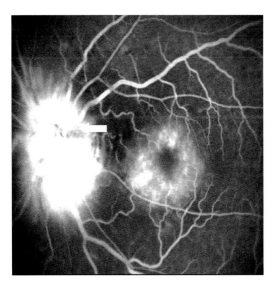

图 9-4　造影晚期:荧光素从扩张的毛细血管渗漏导致视盘显现强荧光。

三、视盘血管炎

视盘血管炎 (optic disc vasculitis)或称视盘静脉炎,为原发于视盘血管的非特异性炎症，患者常为全身健康的 40 岁以下青年人，男性多于女性，单眼发病，偶有双眼。根据视盘供养血管的受累情况分为：Ⅰ型视盘血管炎是由于筛板前睫状血管炎症，使毛细血管渗出增加，液体积聚于该区内疏松的神经胶质组织中，表现为非高颅压性视盘水肿。Ⅱ型视盘血管炎实际就是视网膜静脉总干阻塞。临床症状表现为单眼受累，患眼视力模糊，一过性视物不清，偶伴眼球后疼痛，视力略下降，视野表现为生理盲点扩大，愈后良好。视力多可恢复正常，极少复发。应用大量皮质类固醇药物治疗，效果显著，可缩短病程。

(一)眼底表现

1. 视盘充血水肿，隆起度通常低于 3 个 D 高度。

2. 视盘表面及其周围视网膜可见渗出和数量多少不定、大小不等的线状或火焰出血斑。

3. 视网膜静脉迂曲充盈，动脉管径正常或略变细。

4. 病程后期，视盘充血水肿消退，视神经褪色，视盘面和视盘边缘有时可见毛细血管扩张，血管伴有白鞘，黄斑色素紊乱。

(二)FFA 表现

1. Ⅰ型视盘血管炎表现为在造影的动脉期，可以见到视盘表面扩张的毛细血管呈现强荧光(图 9-5)。随着荧光素的循环，荧光素从扩张的毛细血管渗漏，使视盘及其周围染色，呈现强荧光，持续时间长(图 9-6)。

2. Ⅱ型视盘血管炎表现为视网膜循环时间正常或稍延长，静脉期轻度荧光素渗漏，晚期荧光素持续渗漏，持续时间长。

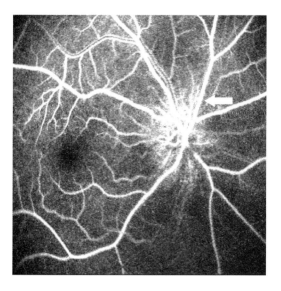

图 9-5 动脉期:视盘表面扩张的毛细血管呈现强荧光。

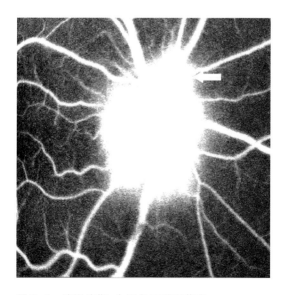

图 9-6 造影晚期:全视盘显现强荧光。

四、视神经乳头炎

视神经乳头炎（papillitis）是紧邻眼球段视神经的一种急性炎症，发病急剧，视力多在 0.1 以下，在数日之内可降至黑矇，发病之初，前额部或眼球后有隐痛及紧束感。单眼者相对性传入性瞳孔反应缺陷（RAPD）阳性，双眼黑矇者，瞳孔散大，直接及间接对光反射消失，如果尚存部分视力，瞳孔无改变，但对光反射不能持久（跳跃现象，或称瞳孔震颤）。对尚有一定视力者做视野检查，可见中心暗点、旁中心暗点、象限性缺损或者周边向心性视野缺损等，以红绿色觉改变为主。治疗以皮质类固醇药物、维生素 B 族及血管扩张剂为主，效果明显。眼底荧光血管造影对其与假性视神经乳头炎及视神经乳头埋藏性玻璃膜疣的鉴别有价值。

（一）眼底表现

1. 视盘充血肿胀，轻度隆起，不超过 3D 高度，边界模糊。

2. 视网膜静脉弯曲或有白鞘。

3. 视盘周围网膜亦有水肿混浊、火焰状出血及渗出。

4. 病变波及黄斑部时，亦可有水肿、出血及渗出，甚至呈星芒状斑（此时称视神经视网膜炎）。

（二）FFA 表现

1. 荧光血管造影的动脉期，可以见到视盘表面扩张的毛细血管呈现强荧光（图 9-7）。

2. 随着荧光素的循环，荧光素从扩张的毛细血管渗漏，使视盘及其周围染色，呈现强荧光，持续时间长（图 9-8）。

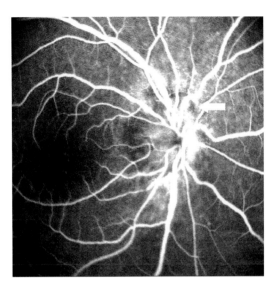

图 9-7 动脉期：视盘表面扩张的毛细血管呈现强荧光。

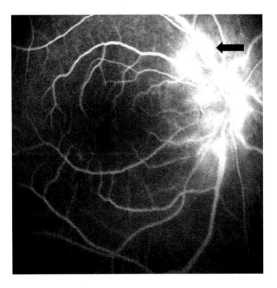

图 9-8 造影晚期：全视盘显现强荧光。

五、视神经视网膜炎

视神经视网膜炎（neuroretinitis）是视盘及其邻近视网膜的炎症。一些视神经视网膜炎的病例与某种特殊性感染性疾病相关，而另外一些病例则是明显孤立发生的，称为"Leber 特发性星形视神经视网膜炎"。本病多见于年轻人，年龄从 9~55 岁（平均 23 岁），性别无差异，大多单眼受害。发病前常有头痛、发热、咳嗽、流涕等上呼吸道感染或类似病史。临床表现为无痛性视力急剧下降，色觉损害通常比视力损害程度更重，RAPD 和中心哑铃状暗点均提示视神经的炎症。

(一)眼底表现

1. 视盘充血水肿，境界消失，隆起度约 1~4 个 D。

2. 视盘周围及黄斑视网膜水肿混浊、皱褶、出血和棉絮斑，可伴有局限性神经上皮层浅脱离。

3. 视网膜血管无太大改变，有时略显充盈迂曲。

4. 黄斑星芒状斑出现在发病后 1 周左右，随视盘、视网膜水肿的消退可自行逐渐减退，最久不会超过一年。有的病例在星芒状斑消失处可见色素紊乱。

(二)FFA 表现

1. 造影动脉期视盘已有荧光充盈，并逐渐增强，视盘及周围视网膜有荧光渗漏，出血斑处有荧光遮盖。

2. 造影晚期强荧光仍持续存在，提示荧光素潴留和组织着染。

3. 有些病例的对侧眼，视功能、眼底检查虽无异常，而视盘亦可见到毛细血管荧光渗漏。Dreyer 称之为亚临床状态。

六、前部缺血性视神经乳头病变

前部缺血性视神经乳头病变（anterior ischemic optic neuropathy，AION）是以突发性视力减退、视神经乳头水肿及与生理盲点相连的象限性缺损为主要临床表现的疾病。国外以老年患者居多，平均 60 岁或更高。国人以 40~82 岁居多，35 岁以下者很少见。性别差异不大。多双眼受累，同时或先后发病。发病较快，多在晨起时发生，为睫状短动脉灌注压相对较低所致。临床最常见者为单眼视野突然发生与生理盲点相连的象限性或半侧缺失（水平或垂直性偏盲），另一眼发病数天前可有一过性视力朦胧。本病多伴发高血压、糖尿病、动脉硬化、颞动脉炎等全身疾病。视野表现为绝不以正中线为界的水平偏盲或垂直偏盲。治疗以大剂量皮质类固醇为主，同时辅以血管扩张剂、维生素等。及时治疗愈后良好，反之，会有不同程度的视神经萎缩。

(一)分型

1. 由颞动脉炎所致者称动脉炎性前部缺血性视神经病变，国外较多见，国内罕见报道。患者年龄偏大，多为 70~80 岁老人，常伴颞动脉等大血管炎症，多双眼先后或同时发布。表现为视力损害严重，可出现局限性或弥漫性头痛、下颌痛等，以及体重下降、厌食、低热、贫血、肌痛和关节痛等症状。查体见视盘边界不清，充血明显，水肿隆起；颞部皮下可见颞动脉变粗，动脉搏动减弱或消失，可有触痛。患者红细胞沉降率明显增高，血细胞比容降低。

2. 非颞动脉炎所致者称非动脉炎性前部缺血性视神经病变，常与全身血液流变学、血流动力学失常等疾病存在一定联系，例如糖尿病、高血压、低血压、低灌注压、高血脂、动脉硬化、严重贫血、急性失血、血流内各种栓子等。此外，高眼压、埋藏型视盘玻璃疣也可能是原因之一。

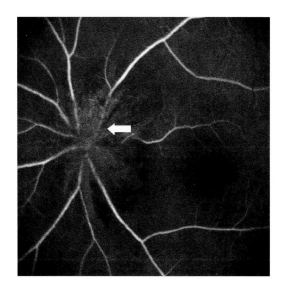

图 9-9 造影早期：箭头所指缺血区显弱荧光。

(二)眼底表现

1. 视盘部分或全部苍白水肿，边缘不清。

2. 视盘边缘可有火焰状、线状出血。

3. 血管一般无异常，如有高血压、动脉硬化可见到相应的变化。

4. 部分病例可伴有黄斑区神经上皮浆液性脱离，水肿 2~3 周的黄斑，可见尖端指向视盘的扇形硬性渗出。

5. 视盘水肿消退后，其色泽区域性或全部变淡，部分呈白色萎缩型改变。

(三)FFA 表现

1. 造影早期：缺血区显弱荧光(图 9-9)，非缺血区正常荧光。

2. 造影晚期：缺血区荧光渗漏，呈现

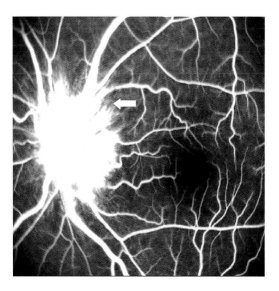

图 9-10 造影晚期：箭头所指缺血区荧光渗漏，呈现强荧光。

强荧光(图 9-10)。

3. 少数病例缺血区早期呈现强荧光，晚期更强烈（注意与非缺血区荧光的比较）。

七、视神经萎缩

视神经萎缩（optic atrophy）病因复杂，任何疾病只要造成前视路（视网膜外侧膝状体通路）的神经纤维、神经节细胞及其轴突的不可逆损害均可能导致。病因包括炎症、缺血、外伤、遗传、中毒、青光眼、肿物压迫、脱髓鞘疾病、营养障碍、先天因素等。临床表现为视力一般显著减退，视野多呈向心型缩小，对红色视标最为敏感。

根据视神经损害部位可分为原发性、继发性及上行性三种。

(一)原发性视神经萎缩

由筛板后的视神经、视交叉、视束以及外侧膝状体前的视路损害病变引起，又称为下行性视神经萎缩。诊断原发性视神经萎缩，不能仅凭视盘色泽颜色，必须结合视野、视觉电生理等综合分析。视野可见多种类型改变，如中心暗点、鼻侧缺损，甚至向心性视野缩小等。通常神经眼科病种包括缺血性视神经病变、视神经炎、压迫性视神经病变、其他缺血性病变等。此外，中毒性、代谢性、营养缺乏性病变也可导致。

(二)继发性视神经萎缩

由于长期视盘水肿或长期严重视神经乳头炎引起，病变多局限于视神经乳头及其邻近区域，视野多呈向心性缩小。

(三)上行性视神经萎缩

由于视网膜或脉络膜广泛病变引起视网膜神经节细胞损害即导致视神经萎缩。上行性视神经萎缩特征是视网膜神经节细胞在视盘段的轴突变性，继发视网膜神经节细胞死亡。

(四)眼底表现

1. 原发性视神经萎缩视盘呈灰白色或苍白色，境界清晰，筛板可见，视网膜黄斑部及视网膜血管均正常。

2. 继发性视神经萎缩视盘呈白色或灰白色，境界不清，生理凹陷被神经胶质填满而消失，筛板不可见。视盘旁视网膜动脉血管变细，伴有白鞘。

3. 上行性视神经萎缩视盘多呈蜡黄色，边界清晰，一般视网膜血管较细小，眼底有时可散在色素沉着。

(五)FFA表现

依据病因不同，造影表现各异。主要为造影早期视盘充盈时间略延迟，晚期呈现弱荧光。

（胡博杰）

参考文献

1. 刘家琦. 实用眼科学(2版). 北京: 人民卫生出版社, 1999.

2. 童绎. 视路疾病基础与临床进展. 北京: 人民卫生出版社, 2010.

3. Clinical Ophthalmology。Jack J.Kanski MD MS FRCS FRCOphth.

4. Fluorescein Angiography Technique and Interpretation. Joseph W.Berkow, MD.

5. 张承芬. 眼底病学. 北京：人民卫生出版社，2001.

6. 李瑞峰. 眼底荧光血管造影及光学影像诊断. 北京：人民卫生出版社，2010.

7. 李凤鸣. 眼科全书. 北京：人民卫生出版社，1996.

第 10 章

眼内肿瘤

眼内肿瘤好发于葡萄膜,尤其是脉络膜。临床上可分为黑色素性和非黑色素性。对于眼内占位性病变的临床诊断往往需要各种影像学检查的综合判断,多数占位病变中视网膜造影及脉络膜造影缺乏特异性,但血管造影在某些特殊疾病中有诊断意义,如脉络膜血管瘤。脉络膜造影对脉络膜占位病变的循环结构可以较好的显影,而视网膜造影对继发性改变如视网膜循环和色素上皮改变提供有益的信息。

一、脉络膜痣

脉络膜痣(Choroidal Nevus),是位于脉络膜的良性色素性病变,表面可有玻璃膜疣。临床表现静止,偶有继发脉络膜新生血管报道。以下情况提示有恶变可能:①增厚>2mm;②橘黄色外观;③视网膜下液;④邻近视盘;⑤有视觉症状。如无上述表现,5年内恶变几率<5%,上述情况都存在,则5年内恶变几率>95%。对于眼底脉络膜痣需要通过眼底照相及超声检查记录大小及厚度并定期随访,如发现有增大,可按脉络膜黑色素瘤处理。

(一)眼底表现

扁平或微隆,呈青灰色,也可以无色素。

(二)FFA 表现

1. 位于视网膜色素上皮层下,对视网膜血管荧光无影响,由于遮挡背景荧光,可发现病变区荧光略低。

2. 偶有病变区色素上皮改变、玻璃膜疣、脉络膜新生血管等,表现为强荧光。

(三)ICGA 表现

在 ICG 造影的早期和晚期病变部位均表现均匀弱荧光,清楚显示脉络膜痣的轮廓(图 10-1)。

二、脉络膜黑色素瘤

最常见的原发于眼内的恶性肿瘤。肿瘤越靠周边,发现越晚。多因肿瘤本身或

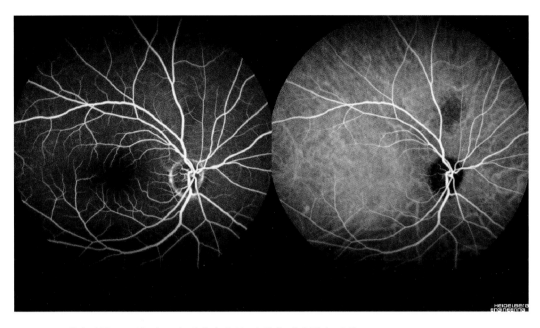

图 10-1　联合造影，显示视盘上方弱荧光病灶，在脉络膜造影中更明显。

继发视网膜脱离影响到黄斑或肿瘤侵袭视神经导致视力下降而被发现。脉络膜黑色素瘤的眼底表现各异，取决于色素含量、瘤体的大小及是否合并视网膜脱离等。脉络膜黑色素瘤没有特异性造影表现，单纯造影很难明确诊断脉络膜黑色素瘤。

(一)眼底表现

典型脉络膜黑色素瘤富含色素而表面呈现橘色，常伴渗出性视网膜脱离。

(二)FFA 表现

1. 由于瘤体压迫造成脉络膜毛细血管层萎缩，脉络膜循环障碍，瘤体在动脉前期瞬间弱荧光，随后迅速增强。

2. 在动脉期和静脉早期可见肿瘤血管结构(图 10-2)，并快速出现染料渗漏。

此时，其上的视网膜血管也开始充盈显影，肿瘤血管影像迅速变模糊，呈现斑片状强荧光。此刻的短暂瞬间可以同时观察到肿瘤和视网膜循环，称为双循环(图 10-3)。

3. 由于渗出性视网膜脱离，继发视网膜毛细血管扩张，视网膜色素上皮损害，表现斑片状强荧光(图 10-4)。

4. 造影晚期，大血管内染料排空，但在视网膜下间隙大量染料渗漏积存(图 10-5)。

上述表现并非脉络膜黑色素瘤所特有的。

(三)ICGA 表现

造影过程中可见粗大血管，肿物始终无荧光，或早期无荧光，晚期呈较弱荧光。

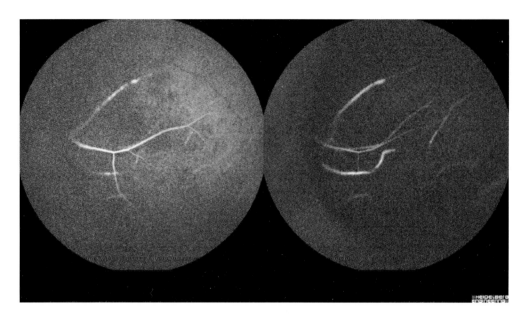

图 10-2　动脉期,脉络膜毛细血管未充盈。

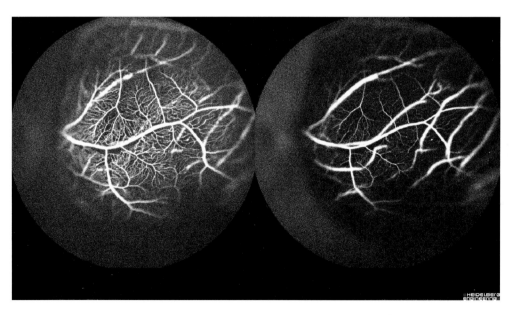

图 10-3　FFA 动静脉期观察到视网膜循环及脉络膜血管(肿瘤血管),在 ICGA 中清楚显示视网膜及脉络膜血管。

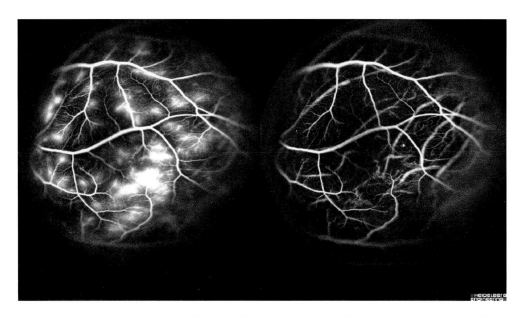

图 10-4　联合造影,FFA 显示视网膜毛细血管广泛渗漏，呈斑片状强荧光,ICGA 可以看到视网膜血管及脉络膜血管(肿瘤血管),瘤体本身不显荧光。

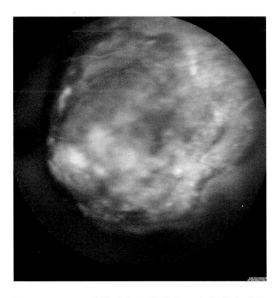

图 10-5　FFA 造影晚期血管排空，瘤体荧光素渗漏着染呈斑驳强荧光。

三、脉络膜转移癌

脉络膜转移癌好发于中老年患者，原发癌主要为乳腺癌、肺癌，其次为消化道癌，其他部位报道少见，有 25% 病例无肿瘤病史。可多个病灶或双眼发病，临床表现为视力下降、视野缺损、眼痛、闪光感等，晚期继发渗出性视网膜脱离或并发新生血管性青光眼。病灶以癌细胞为主，含少量间质和血管，如肿瘤生长不均一，或包含坏死病灶对造影表现有影响。

(一)眼底表现

1. 可见视网膜下黄白色、灰色扁平隆起的肿物,边缘不整或呈结节状,后极视盘周围可呈弥漫性生长,少数情况肿瘤突破 Bruch 膜呈圆顶状生长。

2. 后极部多发,也可发生在周边;单眼或双眼,单发或多发。

3. 可伴有渗出性视网膜脱离,严重者视网膜脱离至晶状体后。

4. 肿物表面可见色素沉着,可有渗出或出血。

(二)FFA 表现

荧光表现包括两方面:脉络膜肿瘤荧光改变,及其上视网膜血管的荧光改变。肿瘤表面视网膜因发生渗出性脱离而有退行性改变,包括色素上皮损害、视网膜毛细血管扩张及微血管瘤。其他改变包括出血、渗出等相关的荧光改变。

1. 早期弱荧光,隆起灶,静脉期点簇、斑驳强荧光,融合成片状并渗漏。晚期呈细点状强荧光或强光团(图 10-6)。

2. 视网膜继发损害,如色素上皮损害和毛细血管扩张渗漏在动脉期至动静脉期、静脉期呈现点状及斑片状强荧光,逐渐增强并融合,但瘤体背景荧光仍相对较低(图 10-7)。晚期病变区呈边界不清的斑驳强荧光,伴针尖样更强荧光点,夹杂斑块状荧光遮蔽,为色素沉着或出血遮挡。

3. 范围小而扁平的瘤体对视网膜血管形态及功能尚未产生影响,无上述表现。

4. 如果瘤体生长过快造成营养障碍,

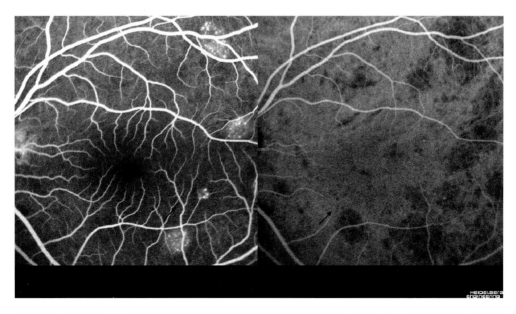

图 10-6 转移癌 FFA 显示多发病灶,色素上皮损害的点状强荧光,对应 ICGA 中的弱荧光。而且 ICGA 中病灶多于 FFA 中的发现,病灶范围也较大。

产生坏死,该部位则始终呈弱荧光。

(三)ICGA 表现

1. 早期,瘤体呈边缘不规则弱荧光,范围略大于 FFA 所示,病灶周围局限性脉络膜血管扩张(图 10-6)。

2. 中晚期,病灶边缘呈斑驳淡荧光环,中心仍为弱荧光,范围较造影中期缩小。

ICG 使视网膜和脉络膜血管显影,而视网膜异常血管的渗漏不如荧光素明显,可以克服因 FFA 染料渗漏造成的影像模糊 。在造影早期,ICGA 显示的瘤体弱荧光范围比 FFA 略大,边界较清楚。在瘤体边缘可观察到粗大或扭曲的脉络膜血管。ICGA 对色素上皮改变或出血,不如 FFA 敏感(图 10-8)。

FFA 动静脉期瘤体周围开始出现点片状强荧光,直至晚期斑片状强荧光夹杂荧光遮蔽是脉络膜转移癌较常见的影像。

FFA 中视网膜继发改变所表现的异常荧光对病灶本身荧光起到一定的干扰。而 ICGA 可较清楚的表现肿瘤形态。

四、脉络膜血管瘤

脉络膜血管瘤是一种先天性血管发育异常、非真性肿瘤。可以伴有同侧颜面部及脑膜血管瘤,眼部可发生在眼睑、结膜、巩膜,以及虹膜睫状体等部位。脉络膜血管瘤分为弥漫性和孤立性两种。进展缓慢,早期自觉症状轻微,晚期因渗出性视网膜脱离、继发性青光眼导致视功能严重受损。

组织病理上血管瘤由毛细血管构成,管腔大小不一。可分为毛细血管型、海绵窦型及混合型。血管间少许结缔组织形成间隔,肿瘤外围无包膜,但周围间质及色素细胞被推压形成清楚的分界,弥漫型分

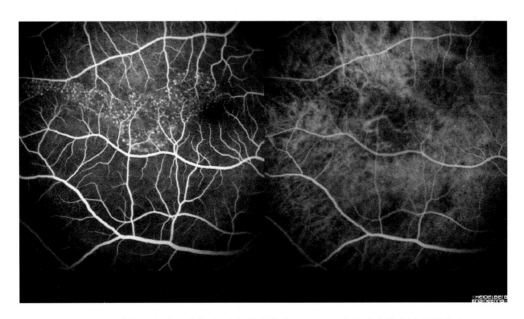

图 10-7 FFA 显示病灶上色素上皮损害呈点状强荧光,ICGA 显示出对应的病灶呈弱荧光。

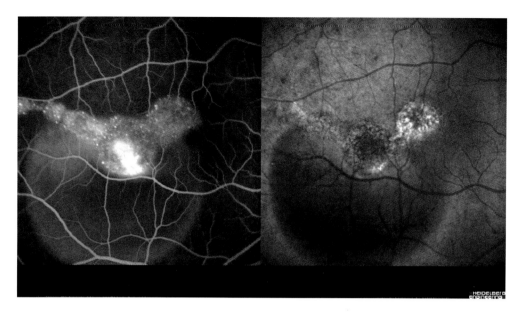

图 10-8　FFA 晚期病灶区荧光渗漏,下方呈现浆液性脱离荧光积存;ICGA,病灶强荧光浆液性脱离区弱荧光。

界不明显。继发的改变包括:血管瘤表面脉络膜毛细血管层管腔闭塞,玻璃膜疣形成,色素上皮萎缩、增生,视网膜囊样变性、劈裂、胶质增生、色素沉积等,晚期病例肿瘤表面骨化并非罕见,常有不同程度的渗出性视网膜脱离。以上病理表现成为造影检查中荧光改变的基础。

(一)眼底表现

1. 典型病例眼底见橘黄色或杏红色隆起病灶。

2. 多伴有渗出性视网膜脱离。

3. 可有不同程度色素沉着。

(二)FFA 表现

1. 动脉前期或动脉早期病变处出现形态类似脉络膜血管的不规则荧光斑,由于肿瘤内血管丰富,管壁极薄,荧光素迅

速渗漏(图 10-9)。至动静脉期,荧光增强、融合,其间夹杂斑点状弱荧光(图 10-10),晚期强荧光持续存在。

2. 肿瘤表面及边缘处色素增生,呈现遮蔽荧光。

3. 视网膜囊样变性、毛细血管扩张呈现强荧光,与脉络膜病灶影像夹杂。

4. 渗出性视网膜脱离及继发视网膜色素上皮改变,表现瘤体周围染料积存或慢性渗漏及"沙漏"样透见荧光(图 10-11)。

(三)ICGA 表现

1.早期数秒内即见整个瘤体由不规则脉络膜血管网团组成,随后染料渗漏融合成强荧光斑。

2.ICGA 晚期,瘤体渗漏的染料渗入瘤体周围的脉络膜和视网膜下腔,为边界清晰的强荧光条带,而瘤体血管腔内染料排

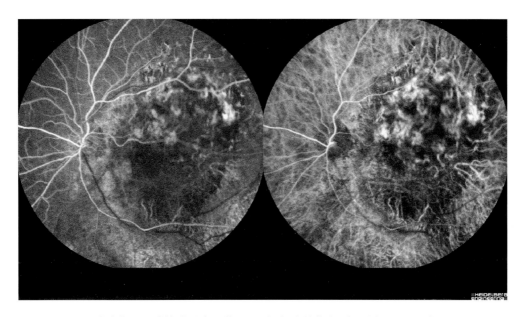

图 10-9 FFA 动脉期显示脉络膜异常血管团,下方大片弱荧光,病灶周边透见强荧光;ICGA 更清晰地显示脉络膜血管瘤体。

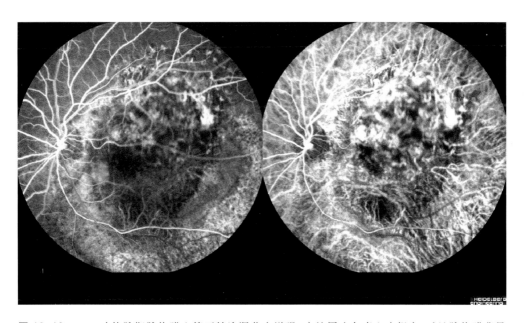

图 10-10 FFA 动静脉期脉络膜血管开始渗漏荧光增强,病灶周边色素上皮损害,透见脉络膜背景荧光随时间增强。ICGA 瘤体血管网迅速渗漏。

空,呈现桑葚状荧光征象,即为特征性的"冲洗现象"(图 10-11)。

3.尚有文献报道瘤体周围的扇形脉络膜灌注不良表现(图 10-12)。

孤立性脉络膜血管瘤 ICGA 影像比 FFA 更具有特征性,并能清晰显示肿瘤大

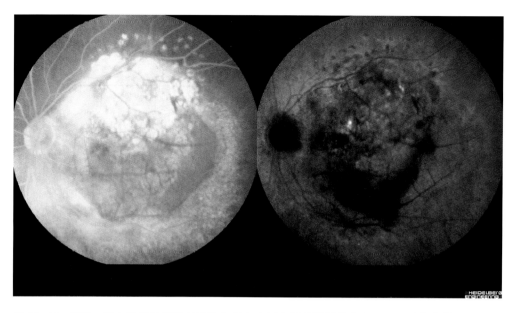

图 10-11　FFA：渗出性视网膜脱离导致色素上皮损害呈沙漏样强荧光；ICGA 晚期瘤体血管腔染料排空，积存于脉络膜和视网膜下的染料呈强荧光。

小边界。FFA 则可清晰显示视网膜血管及视网膜色素上皮的继发性损伤。

五、脉络膜骨瘤

　　脉络膜骨瘤是一种良性骨化肿瘤，好发于青年女性，单眼或双眼发病，患者自觉视力下降、旁中心暗点或视物变形等。眼底表现后极部视盘旁扁平隆起黄白色病灶，可继发视网膜下新生血管、渗液和出血。病因不明，被认为是一种先天性迷离瘤，也有认为与炎症或外伤、激素水平异常导致的异常骨化有关。病理报告肿瘤位于脉络膜内，由致密的骨小梁构成，含骨细胞及成骨细胞、破骨细胞，骨小梁内含纤维血管成分，肿瘤累及的脉络膜毛细血管变窄或闭塞。肿瘤上方视网膜色素上皮细胞见扁平局灶性脱色素。病变生长缓慢，视力预后差异大，取决于病变对视盘和黄斑区的影响。

（一）眼底表现

　　1. 后极部视盘旁黄白色扁平隆起病灶，边界不规则，似地图状、伪足样。围绕视盘生长，可累及黄斑区，可继发视网膜下新生血管膜出血、渗液。

　　2. 病灶色泽是由于其表面色素上皮脱色素透见瘤体的骨质，瘤体表面可有不同程度簇状色素沉积。

　　3. 肿瘤表面可见瘤体血管丛。

（二）FFA 表现

　　脉络膜骨瘤对位于其表面的视网膜组织及其周围的脉络膜组织均有不同程度的影响，造影表现包括瘤体影像和视网膜脉络膜的继发改变。

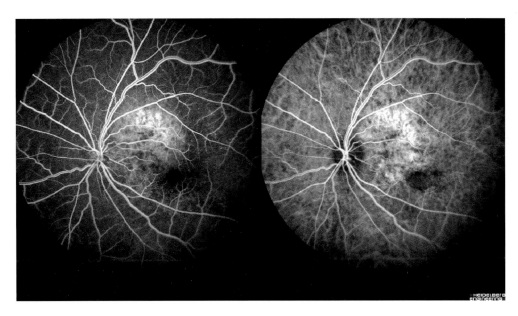

图 10-12　ICGA 脉络膜血管瘤旁的脉络膜灌注不良,弱荧光持续到造影晚期。

1. 病变处早期呈强荧光，斑片状,并持续弥漫性增强，晚期有斑驳样染色;早期可见丛网状瘤体血管(图 10-13)。

2. 有继发性视网膜下新生血管，早期表现花边样强荧光和渗漏，晚期着染;色素和出血表现荧光遮蔽(图 10-14)。

3. 视盘及视网膜血管系统无异常改变。

(三)ICGA 表现

1. 由于瘤体遮蔽和压迫造成瘤体周围脉络膜萎缩,瘤体表现弱荧光。

2. 可以发现丛网或蛛网样的肿瘤血管(图 10-13)。

眼底及造影表现典型,B 超表现强反射和声影,CT 检查发现骨密度病灶,易于诊断。造影检查对于发现新生血管及指导治疗有重要意义。

六、视网膜和视网膜色素上皮错构瘤

视网膜和视网膜色素上皮错构瘤为一种不常见肿物,其特征为视网膜色素上皮和神经胶质细胞增生以及与视网膜及邻近玻璃体有关联的血管增殖。非真性肿瘤,病变静止或缓慢生长。多见于儿童,因视力减退、斜视而发现,单眼居多,后极多见,也可见于眼底其他部位。

(一)眼底表现

1. 可发生在视盘及后极部网膜前半透明胶质样瘤体隆起,似机化组织,有广泛迂曲小血管分布。

2. 视盘血管及视网膜血管明显迂曲,

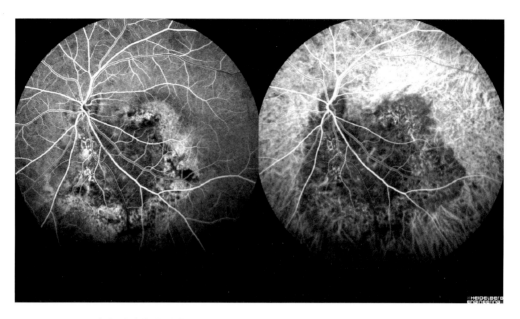

图 10-13　FFA 病变动脉期背景荧光略低,周围色素上皮改变表现透见荧光,呈斑片状。ICGA 见网状肿瘤血管瘤体呈弱荧光,边界清楚。

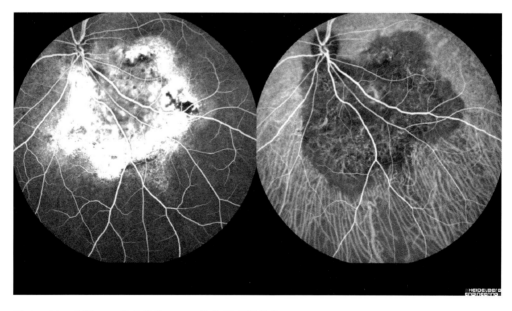

图 10-14　晚期 FFA 荧光着染,ICGA 始终呈现弱荧光。

黄斑部常被牵引,出现皱褶,瘤体周围有色素沉着。

3. 典型病变没有视网膜脱离、出血、渗出物和玻璃体炎症细胞。

(二)FFA 表现

1. 动脉期瘤体内小血管迂曲扩张,动静脉期荧光素渗漏,后期胶质组织着色,排空延缓。

2. 色素沉积表现荧光遮蔽。

当病变以色素边缘沉着改变为主时，则需与脉络膜恶性黑色素瘤、脉络膜痣和先天性视网膜色素上皮肥大等以色素上皮增殖为主的疾病相鉴别。当病变以胶质组织增生为主时，则应与视网膜母细胞瘤、后极部炎症性视网膜、脉络膜增生表现为主的病变，如弓形体病相鉴别。

（程朝晖）

参考文献

1. 王光璐,张风,孟淑敏,等.脉络膜黑色素瘤的吲哚青绿和荧光素眼底血管造影.中华眼底病杂志,2000,16(1):3-5.

2. 余运娴,蔡明高,冯翠兰,等.脉络膜黑色素瘤荧光素和吲哚青绿眼底血管造影五例.中华眼科杂志,2003,39(2):112-113.

3. 杨丽红,史雪辉,王光璐,等.共焦激光扫描检眼镜在脉络膜黑色素瘤血管造影中的应用.眼科,2006,159(6):378-380.

4. 王卫峻,宫媛媛,俞素勤,等.脉络膜转移癌的眼底荧光和吲哚青绿血管造影.中国实用眼科杂志,2004,229(8):656-659.

5. 王光璐,张风,孟淑敏,等.脉络膜转移癌的眼底血管造影.中华眼底病杂志,2002,18(2):92-95.

6. 丁宁,史雪辉,田蓓,等.脉络膜转移癌荧光素及吲哚青绿血管造影的影像分析.眼科,2010,19(5):344-347.

7. 蔡松年.脉络膜恶性黑色素瘤的荧光血管造影及病理组织学基础.中国眼耳鼻喉科杂志,2005,5(5):276-277.

8. 朱晓青,田蓓,魏文斌,等.应用共聚焦激光扫描血管造影技术诊断孤立性脉络膜血管瘤.眼科,2006,15(4):258-261.

9. 文峰,吴德正,金陈进,等.孤立性脉络膜血管瘤的吲哚青绿血管造影.中华眼底病杂志,1998,14(2):81-83.

10. 任骞,王雅从,李丽,等.视网膜和视网膜色素上皮联合性错构瘤一例.中华眼底病杂志,2006,22(4):269-270.

11. SchalenbourgA, PiguetB, Zografos L. Indocyanine green angiographic findings in choroidalhemangiomas: a study of 75 cases. Ophthalmologica, 214: 246-252, 2000.

12. Staurenghi G, Viola F, Martin A, et al. Scanning laser ophthalmoscopy and angiography with a wide-field contact lens system. Arch Ophthalmol, 123:244-252, 2005.

13. Shields CL, Thangappan A, Hartzell K, Valente P, Pirondini C, Shields JA. Combined hamartoma of the retina and retinal pigment epithelium in 77 consecutive patients visual outcome based on macular versus extramacular tumor location. Ophthalmology, 115(12):2246-2252, 2008.

14. Dithmar S, Holz FG. Fluorescence Angiography in Ophthalmology: Fluorescein Angiography, Indocyanine Green Angiography, Fundus Autofluorescence. Berlin: Springer, 211-218, 2008.

第**11**章

遗传变性性眼底疾病

一、血管样条纹

血管样条纹是指因 Bruch 膜胶原纤维和弹性纤维断裂而形成的从视盘向周边视网膜延伸的不规则、放射状、锯齿样条纹。之所以称为"血管样",是指这些条纹在检眼镜下酷似血管。该病可与弹性假黄瘤、骨 Paget 病、镰刀细胞血红蛋白病等系统性疾病存在一定关系,其机制可能与钙盐等在 Bruch 膜沉积有关。疾病早期可无症状,有时轻微外伤可导致脉络膜破裂、黄斑下出血及中心视力下降。随疾病进展,可因脉络膜新生血管形成导致视力下降。血管造影除可显示检眼镜可见的血管样条纹外,还能识别潜在活动的脉络膜新生血管,对于指导治疗具有重要意义。

(一)眼底表现

1. 橘皮样改变:眼底橘黄色斑驳状多发病灶在血管样条纹之前出现,中周部颞侧最明显,主要见于弹性假黄瘤患者,而骨 Paget 病和镰刀细胞血红蛋白病少见(图 11-1)。

2. 血管样条纹:为该病早期特征性表现,是境界清晰的橘红色、红色或棕色条纹(图 11-2)。

3. 脉络膜新生血管膜:为进展期表现,主要分布于血管样条纹周围,可伴出血、渗出、视网膜或 RPE 脱离(图 11-3)。

4. 色素上皮萎缩:可为广泛视网膜色素上皮萎缩(图 11-4),或视网膜周边部的圆形黄色小灶性 RPE 萎缩(图 11-5)。

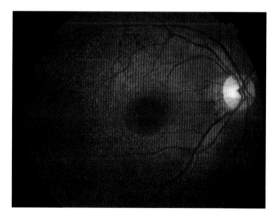

图 11-1　患儿眼底可见颞侧、中周部橘红色斑点,有的融合成片,未见血管样条纹及新生血管膜。

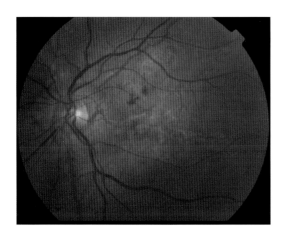

图 11-2　血管样条纹起自视盘,呈放射状走行。

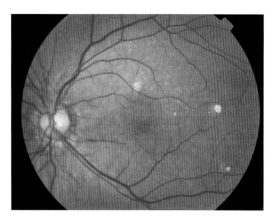

图 11-5　色素上皮萎缩。后极部局限小灶性色素上皮萎缩。

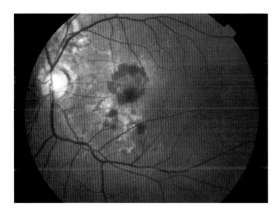

图 11-3　黄斑区脉络膜新生血管出血。

5. 黄斑区营养不良或瘢痕:黄斑区网状结构,合并色素改变,形态多变(图 11-6 和图 11-7)。

6. 结晶体:中周部、旁周边部的视网膜下多发、圆形、黄色结晶体,下方多见,与 RPE 萎缩有关,有时结晶体及其后方的 RPE 萎缩可呈彗星样外观。

7. 透明小体:多在视盘,可导致急性视神经病变。

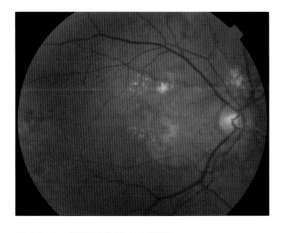

图 11-4　黄斑区色素上皮萎缩。

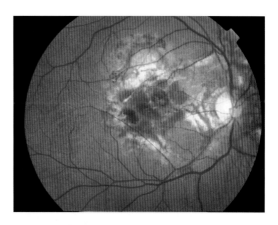

图 11-6　黄斑区萎缩灶。萎缩、色素改变及瘢痕形成。

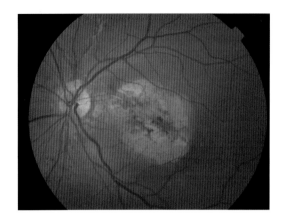

图 11-7 黄斑区萎缩灶。萎缩、色素改变及瘢痕形成。

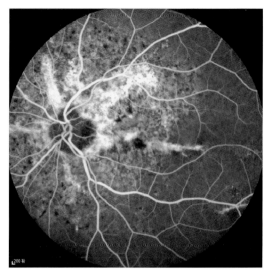

图 11-9 血管样条纹在荧光造影早期即呈现不规则强荧光。

(二)FFA 表现

1. 橘皮样改变在 FFA 常无明确异常改变(图 11-8)。

2. 血管样条纹:早期不规则强荧光(图 11-9),以及不同程度的晚期着染(图 11-10)。

3. 脉络膜新生血管膜:偶可见新生血管形态,如有渗漏可表现为强荧光渗漏

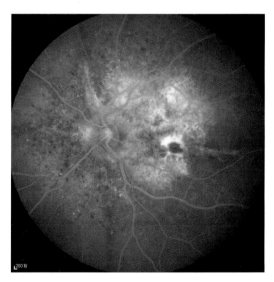

图 11-10 晚期少许荧光着染。

点,晚期扩大,血管造影对于发现脉络膜新生血管有一定价值(图 11-11 和图 11-12)。

4. 色素上皮萎缩:RPE 萎缩区表现为随背景荧光变化的透见荧光(图 11-13)。

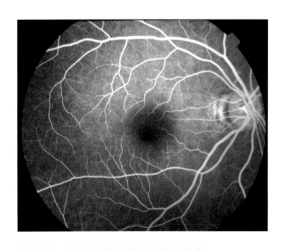

图 11-8 荧光造影未能显示明显异常。

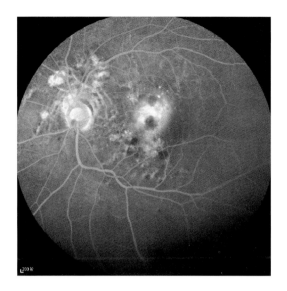

图 11-11　荧光造影晚期新生血管渗漏明显。

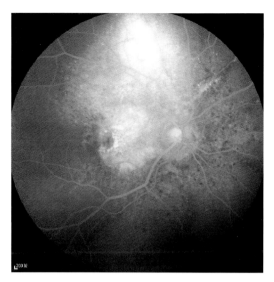

图 11-13　造影早期可见色素上皮萎缩区脉络膜荧光透见,晚期透见荧光减弱。

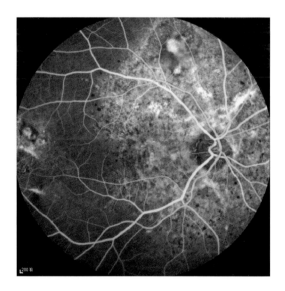

图 11-12　黄斑区上方脉络膜新生血管早期呈强荧光点,造影晚期强荧光范围明显扩大。

(三)ICGA 表现

1. 橘皮样改变在 ICGA 可呈现弥漫点状强荧光(图 11-14)。

2. 血管样条纹:早期常不能清晰显示

(图 11-15),晚期可表现为荧光着染(图 11-16)。

3. 脉络膜新生血管膜:在一些隐匿性脉络膜新生血管病例中,吲哚青绿血管造影可能发现新生血管网(图 11-14)。

4. 色素上皮萎缩:早期脉络膜血管造影清晰可见,晚期萎缩区可为稍弱荧光(图 11-14)。

一、视网膜色素变性

视网膜色素变性 (Retinitis Pigmentosa,RP)是一组具有不同发病年龄、进展速度、严重程度及遗传方式的视网膜疾病。视网膜色素变性的典型临床表现是:儿童或青少年时期出现夜盲,视野进行性向心性缩小,中年以后视力显著下降甚至丧失,ERG 呈熄灭型。尽管 RP 的诊断需

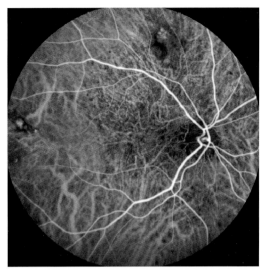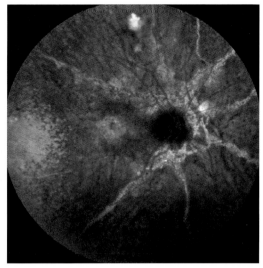

图 11-14 ICGA 早期似见颞上血管弓附近强荧光团块影,造影晚期强荧光范围稍大,边界模糊不清;造影早期可见色素上皮萎缩区脉络膜血管影清晰显示,晚期黄斑区色素上皮萎缩部位呈稍弱荧光。

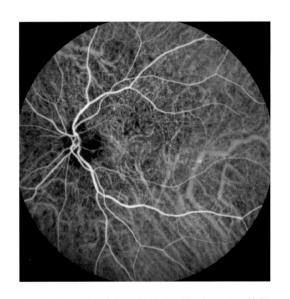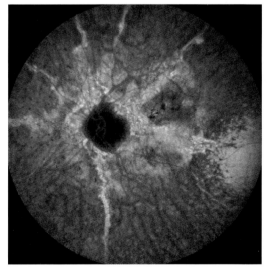

图 11-15 吲哚青绿血管造影早期未显示血管样条纹。

图 11-16 晚期荧光着染明显。

要依据临床表现和多项辅助检查综合判断,但造影仍可为 RP 的诊断分类提供必要信息。

(一)眼底表现

1. RPE 层灰绿色色素沉着、脱色素,或 RPE 萎缩(图 11-17)。

　　2. 视网膜血管纤细(图 11-18、图 11-19)。

　　3. 周边部环形区域内骨细胞样色素沉着(图 11-18 和图 11-19)。

　　4. 星形胶质细胞增生导致视盘蜡样苍白(图 11-18 和图 11-20)。

　　5. 视网膜前膜导致黄斑区金箔样反光和皱褶(图 11-21)。

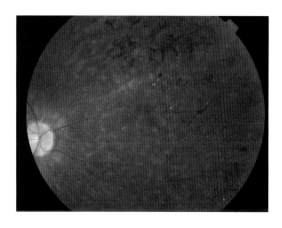

图 11-19　视网膜血管纤细,鼻侧上周边可见大量骨细胞样色素沉积。

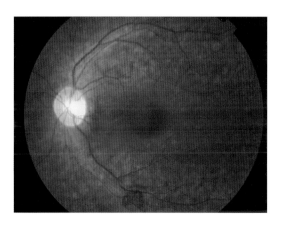

图 11-17　RPE 层色素沉积。可见 RPE 层弥漫性灰绿色色素沉着。

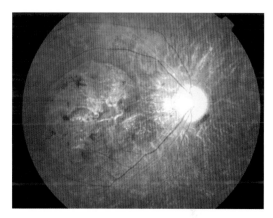

图 11-20　视盘蜡样苍白,血管纤细,视网膜普遍萎缩,黄斑区大片萎缩灶,其间可见色素沉积。

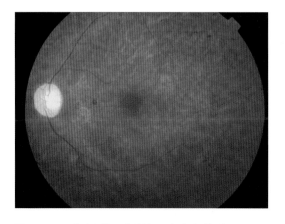

图 11-18　视网膜血管纤细,动脉尤其明显;颞上及颞下血管末梢附近可见骨细胞样色素沉积;视盘蜡样苍白。

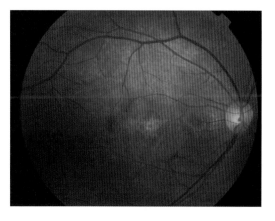

图 11-21　RP 合并视网膜前膜。可见黄斑区金色反光。

6. 不同程度黄斑水肿。

(二)FFA 表现

1. 视网膜循环时间延长。

2. 背景荧光普遍增强(图 11-22 和图 11-23)。

3. 骨细胞样色素沉积处荧光遮蔽(图 11-22 和图 11-23)。

4. 黄斑区渗漏。

5. 单纯 RPE 萎缩区表现为早期即出现的境界清晰的强荧光区(图 11-24 和图 11-25),而 RPE 萎缩伴脉络膜毛细血管萎缩则表现为延迟出现的脉络膜强荧光(图 11-24 至图 11-26)。

6. 渗漏点在黄斑区、后极部、整个网

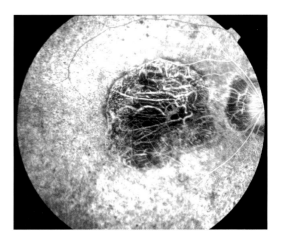

图 11-24 黄斑区萎缩灶为 RPE 萎缩合并脉络膜毛细血管萎缩,FFA 早期呈相对弱荧光,可透见脉络膜大血管;而其余区域为 RPE 萎缩,FFA 早期呈弥漫强荧光。

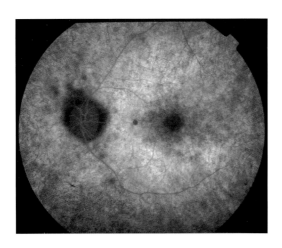

图 11-22 因色素上皮萎缩,背景荧光普遍增强,骨细胞样色素沉积处表现为荧光遮蔽。

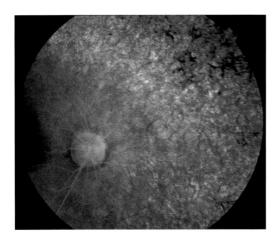

图 11-23 FFA 可见背景荧光斑驳样增强,骨细胞样色素沉积处表现为荧光遮蔽。

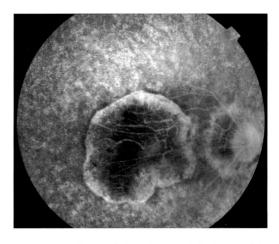

图 11-25 黄斑区萎缩灶在 FFA 晚期表现为染料着染;而其余区域荧光强度随背景荧光改变。

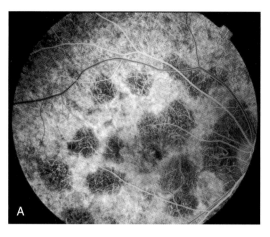
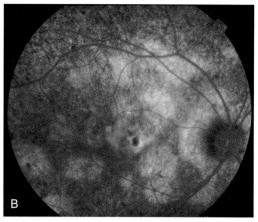

图 11-26 RP 合并斑片状 RPE 萎缩及脉络膜萎缩。(A)FFA 早期可见斑片状弱荧光,为局灶性 RPE 萎缩合并脉络膜早期毛细血管萎缩、灌注不足之表现。(B)FFA 晚期萎缩区呈相对强荧光,为脉络膜背景荧光透见之表现。

膜均可出现。

7. 极少数患者可出现 RPE 脱离,表现为多灶性染料积存。

(三)ICG 表现

1. 视网膜循环时间延长。

2. 骨细胞样色素沉积处荧光遮蔽(图 11-27)。

3. 单纯 RPE 萎缩区无明显异常征象(图 11-28 和图 11-29),而合并脉络膜毛细血管萎缩的部位表现为早期脉络膜大血管透见、晚期片状弱荧光(图 11-28 和图 11-29)。

4. 黄斑区渗漏(图 11-30)。

视网膜色素变性的遗传方式分为:常染色体显性遗传、常染色体隐性遗传、X

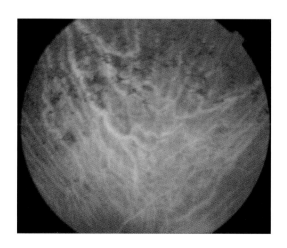
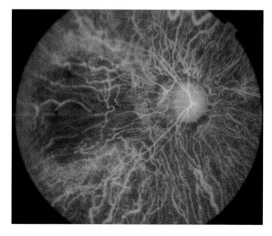

图 11-27 ICG 造影亦可见骨细胞样色素沉积表现为荧光遮蔽,而背景荧光无明显异常表现。

图 11-28 黄斑区萎缩灶在 ICGA 早期脉络膜大血管纹理异常清晰;其余区域未见明显异常。

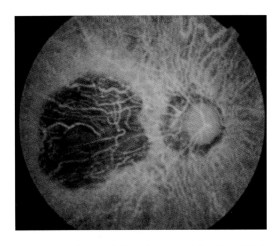

图 11-29 黄斑区萎缩灶在 ICGA 晚期呈相对弱荧光;其余区域可无明显异常表现。

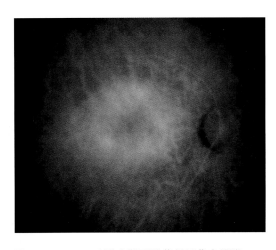

图 11-30 ICG 造影晚期可见黄斑区荧光积聚。

连锁遗传、散发病例。显性遗传患者分为两类,一类表现为弥漫性色素沉积、向心性视野缩小、ERG 熄灭型;另一类表现为局灶性色素沉积、节段性视野缺损、ERG 尚存波形。第一类患者维持 0.5 或以上视力的可能性很小,而 90% 以上的第二类患者,在 50 岁时,仍可保持 0.5 或以上的视力,多数情况下中心视力可维持至 60 岁以上。散发病例及常染色体隐性遗传病例

在 45~60 岁时,可能完全失明。X 连锁遗传患者在 30~40 岁时,就可能完全失明。造影对于 RP 的诊断和分类具有一定意义,但确认 RPE 具体类型需结合临床表现、多项辅助检查及基因检测进行综合判断。

三、急性后极部多灶性鳞状色素上皮病变

APMPPE 通常发生在无其他基础疾病的年轻人(平均年龄 25 岁以上),大约 1/3 患者在视力下降之前可追溯到流感样症状、疫苗过敏史或中枢神经系统血管炎等自身免疫病史。该病多为双眼同时或先后发病,以急剧视力下降起病,急性期眼底有特征性表现;随病程延长,视力可逐渐恢复。该病很少复发,偶见脉络膜新生血管形成。眼底像及造影检查对于该病的诊断具有一定意义。

(一)眼底表现

1. 急性期赤道部环形分布的灰白扁平病灶(图 11-31),深层病灶位于 RPE 及视网膜下水平,浅层病灶亦可见到,类似激光斑。灰白病灶常在数日内迅速缓解。

2. 急性期偶见视网膜脱离或视网膜出血。

3. 急性期后,灰白色病灶被区域性 RPE 脱色素替代。

4. 恢复期眼底可能出现不规则色素聚集。

5. 玻璃体炎症。

6. 少见表现包括:视网膜静脉周围渗

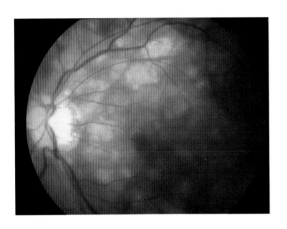

图 11-31 中周部可见斑驳样灰白色病灶。

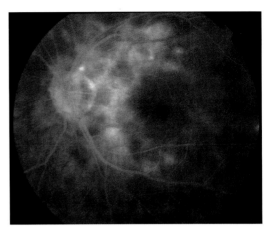

图 11-33 FFA 晚期急性期病灶表现为病灶弥漫染色。

出、脉络膜静脉周围渗出、视网膜静脉迂曲扩张、视盘水肿、视盘炎、视神经炎、巩膜外层炎、虹膜睫状体炎、中央静脉阻塞等。

(二)FFA 表现

1. 急性期灰白色病灶表现为早期荧光遮蔽(图 11-32)、中晚期病灶弥漫染色(图 11-33)。

2. 灰白色病灶在消退期可表现为病灶部位的荧光染色,偶见走行于正在消退的灰色病灶中心的脉络膜大血管。病灶几近消退时,病灶部位主要表现为继发于 RPE 病变的广泛的脉络膜背景荧光改变,但罕见脉络膜毛细血管闭塞。在病灶区见到脉络膜大血管荧光染色并不意味着脉络膜毛细血管无灌注,因为 RPE 细胞足以遮蔽毛细血管荧光而使脉络膜大血管荧光透见。

(三)ICG 表现

1. 急性期灰白色病灶表现为造影早期的黑色暗区,晚期不染色(图 11-34)。

2. 恢复期可因不同程度的 RPE 脱色素出现相应改变。

(四)OCT 表现

1. RPE 层和邻近的光感受器细胞层结构紊乱。

2. 偶见神经上皮下积液。

3. 渗出性网脱罕见。

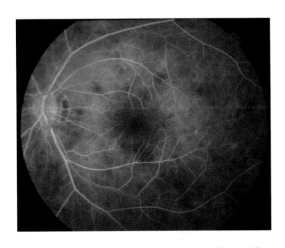

图 11-32 FFA 早期急性期病灶表现为荧光遮蔽。

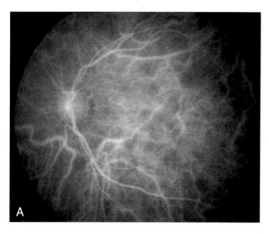
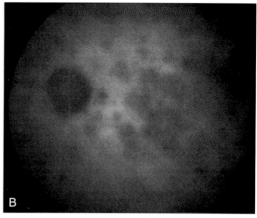

图 11-34　ICGA 中急性期病灶的表现。(A)ICGA 早期病灶呈弱荧光。(B)ICGA 晚期病灶区域不染色,仍呈现相对弱荧光。

APMPPE 需与匐行性脉络膜炎鉴别。两者的急性期眼底表现相似,但匐行性脉络膜炎恢复缓慢,常遗留脉络膜萎缩。一些初诊 APMPPE 的患者,若出现不典型临床表现,如视网膜分支静脉阻塞,则提示匐行性脉络膜炎的诊断。匐行性脉络膜炎是一种慢性、复发性的严重疾病,常遗留严重的视力低下。此外,APMPPE 患者的多灶性白点样损害还应与其他造成多灶性深层视网膜炎的疾病相鉴别,如多发性一过性白点综合征、鸟枪弹样视网膜脉络膜炎等。脉络膜炎症细胞浸润常轻微隆起,可持续数周甚至更长时间,可造成继发性视网膜脱离。

四、匐行性(地图状)脉络膜炎

匐行性脉络膜炎 (Serpiginous choroiditis,geographic helicoid peripapillary choroiditis)是一种少见的双侧慢性进行性复发性的炎症性疾病,主要累及视网膜色素上皮、脉络膜毛细血管和脉络膜,视网膜常继发受累。病因不清,可能与炎症反应有关。

眼底表现:急性期 1/3 患者玻璃体内有炎性细胞,通常视盘周围可见灰白色地图状犬牙交错的病变(图 11-35),病变累及脉络膜内层和视网膜色素上皮,病变由视盘周围向黄斑区甚至周边部慢性匐行性进展,边缘连续(图 11-36)。

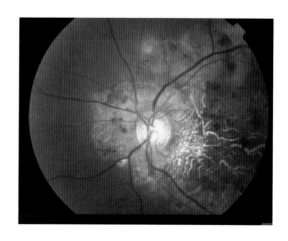

图 11-35　犬牙交错的病变。

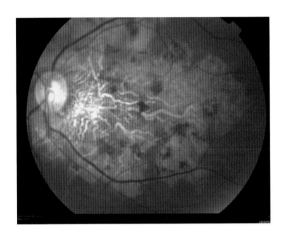

图 11-35 视盘周围进展。

成的,造影晚期病灶荧光染色,在病灶内可见斑点状强荧光(图 11-38)。

非活动性病变造影早期显示弱荧光,原因是脉络膜毛细血管闭塞(图 11-39)。随后,在萎缩病灶的边缘处出现强荧光,原因是邻近正常脉络膜毛细血管的荧光素弥散、渗漏。晚期局部纤维瘢痕和巩膜的染色,患者的活动于非活动性病灶往往同时存在,所以造影通常显示同时存在有新鲜病灶的荧光素渗漏和陈旧性病灶的荧光素染色(图 11-40)。

(一)FFA 表现

活动性病变在造影早期显示弱荧光,此可能是由于视网膜色素上皮肿胀和(或)脉络膜毛细血管无灌注所致(图 11-37);随后出现病变边缘的强荧光,可能是由周围的脉络膜毛细血管荧光素渗漏造

(二)ICGA 表现

急性期病变在造影早期显示弱荧光,晚期病灶染色。ICGA 发现的病变范围往往大于 FFA 检查或检眼镜下观察到的病变范围,提示此病活动期有广泛的缺血和炎症改变,非活动性病灶瘢痕和纤维组织染色。

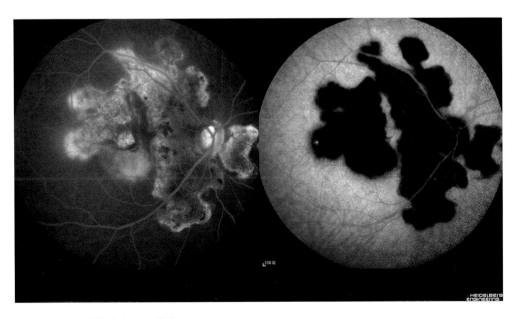

图 11-37 活动性病变显示弱荧光。

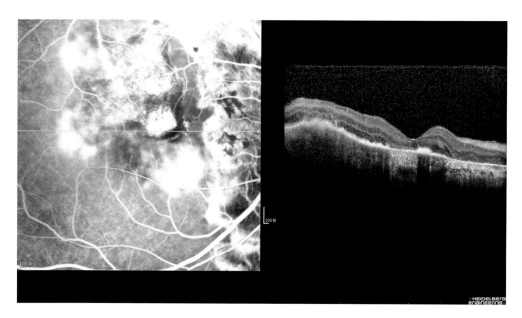

图 11-38　斑点状强荧光。

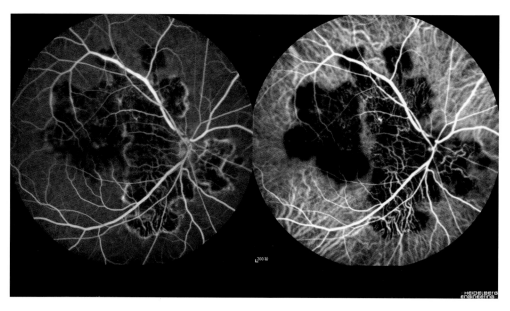

图 11-39　非活动性病变显示弱荧光。

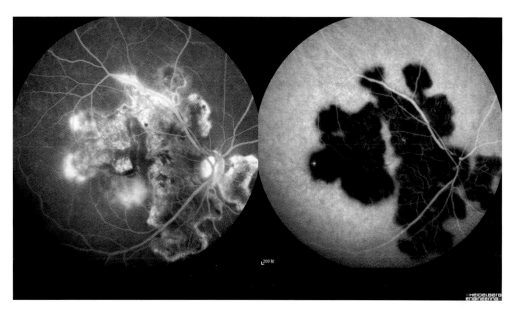

图 11-40　病灶显示的荧光素染色。

五、Bietti 结晶样视网膜变性

Bietti 结晶样视网膜变性为常染色体隐性遗传,为视网膜色素变性的一种特殊类型,该病男性多见,常中年起病,首发症状多为缓慢进行性视力下降,进展速度及严重程度因人种而异。除 RP 的典型表现外,Bietti 结晶样视网膜变性可在眼底呈现散在结晶样表现。其发病与编码细胞色素 P450 半硫醇盐蛋白超家族成员的 CYP4V2 基因突变有关。将 Bietti 结晶样视网膜变性患者的外周淋巴细胞进行培养,可发现胆固醇和甘油三酯水平异常升高,提示该病可能与脂质异常代谢有关。视网膜结晶为何种物质尚不明确,有人认为可能与成纤维细胞及外周血淋巴细胞内包涵体有关。

(一)眼底表现

1. 后极部散在结晶样改变在早期即出现,进展期亦可见,为该病特征性表现(图 11-41)。

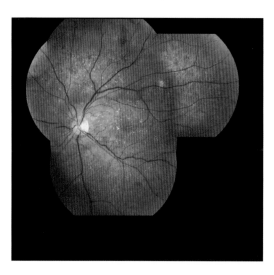

图 11-41　后极部散在结晶样改变,广泛 RPE 变薄,血管走形尚可。

2. 在进展期出现后极部 RPE 萎缩
（图 11-42），在色素上皮萎缩区内，结晶
不太明显。

3. 视盘和视网膜血管常无异常表现。

(二)FFA 表现

1. 结晶在造影中显示不明显，有时可
表现为较强荧光点（图 11-43）。

2. RPE 萎缩伴脉络膜毛细血管萎缩，
表现为大血管纹理清晰透见（图 11-44）。

3. 萎缩区可进行性扩大、融合，并扩
展至周边视网膜（图 11-45）。

(三)ICGA 表现

1. 结晶在造影中显示不明显。

2. RPE 萎缩区早期可清晰见到若干
条大血管影，晚期萎缩区呈弱荧光（图
11-46）。

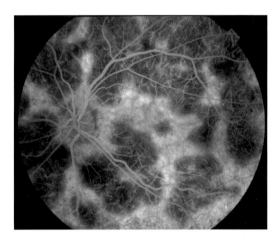

图 11-43　FFA 中隐见结晶表现为较强荧光点，
RPE 萎缩呈背景荧光透见，而后极部斑片状弱荧光
显示 RPE 萎缩伴脉络膜毛细血管萎缩，脉络膜血管
造影清晰可见。

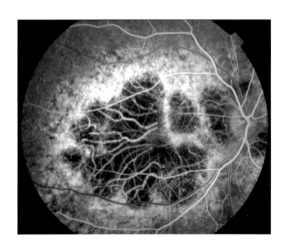

图 11-44　FFA 中结晶显示不明显，后极部弥漫性
强荧光提示 RPE 萎缩，而后极部中央暗区提示 RPE
萎缩伴脉络膜毛细血管及小血管萎缩，脉络膜大血
管走形清晰可见。

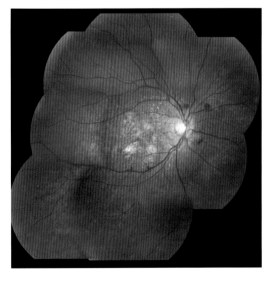

图 11-42　后极部散在结晶样改变，后极部 RPE 萎
缩，血管走形尚可。

(四)自发荧光

1. 结晶表现为微小的高自发荧光
小点。

2. RPE 萎缩区表现为弱自发荧光。

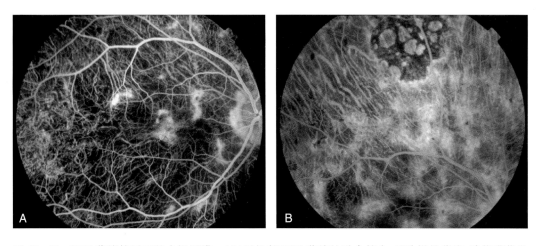

图 11-45 RPE 萎缩扩展至整个视网膜。(A)后极部 RPE 萎缩灶融合扩大,呈弥漫性萎缩,脉络膜荧光透见。(B)周边部亦可见到 RPE 萎缩。

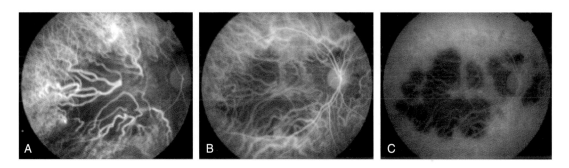

图 11-46 典型的结晶样视网膜变性。ICGA 中结晶显示不明显,后极部中央脉络膜小血管及毛细血管萎缩区在 ICGA 早期呈相对暗区,大血管造影清晰透见,而 ICGA 晚期萎缩区呈相对弱荧光。

(五)OCT

OCT 提示结晶可位于视网膜各层。

其他眼部表现:角膜可能出现交界性结晶样营养不良,表现为角膜缘前基质层的黄白色、圆形或多角形或针尖样的结晶沉着,随病程进展结晶可更明显。角膜缘附近结膜组织及角膜组织的活检已证实,这些结晶样物质实为成纤维细胞内的脂质复合物包涵体。

六、视网膜劈裂症

视网膜劈裂症主要是指家族性中心凹劈裂。该病多为 X 性连锁隐性遗传,男性发病较多,偶见女性患者。典型临床表现为青少年时期发现的缓慢视力下降,视网膜劈裂累及中心凹为主,部分患者亦累及周边尤其是颞下视网膜。OCT 示视网膜囊样、放射状、细小网状改变或桥样结构,偶见中心凹劈裂自发缓解者。女性携带者无临床症状,眼底及 OCT 检查正常,偶见电生理改变。此外,尚有个别家系呈常染色体显性遗传,患者为女性,其临床表现与 X 连锁隐性遗传病例类似。

(一)眼底表现

1. 视网膜浅层以中心凹为中心的星状或放射状囊腔(图 11-47)。

2. 视网膜内层部分隆起。

3. 视网膜表面特殊光泽,偶见金色反光(图 11-48)。

4. 外层视网膜皱褶,多位于黄斑颞侧(图 11-49)。

5. 黄斑区萎缩性病灶,多在进展期出现。

6. 视网膜血管进行性缩窄,伴周边视网膜色素营养不良。

7. 视网膜血管贴附于内层视网膜,或穿行入玻璃体。

8. 视网膜新生血管膜、新生血管破裂致视网膜内出血、玻璃体腔出血,见于周

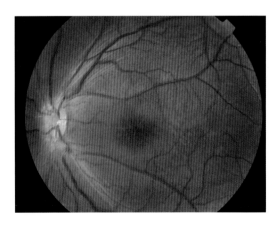

图 11-47　典型视网膜劈裂症。

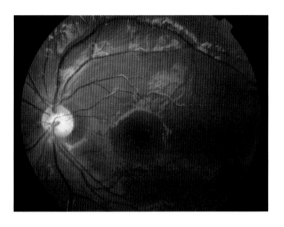

图 11-48　典型视网膜劈裂症。

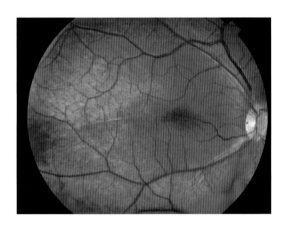

图 11-49　视网膜劈裂症患者黄斑区颞侧呈金色反光,见视网膜皱褶。

边劈裂。

9. 孔源性网脱少见,有时视网膜可自发复位。

(二)OCT 表现

1. 视网膜浅层内的细小网状、放射状、囊样改变(图 11-50)。

2. 桥样结构(图 11-51)。

3. 视网膜内囊腔壁可能相互融合,形成大的中心劈裂腔体(图 11-52)。

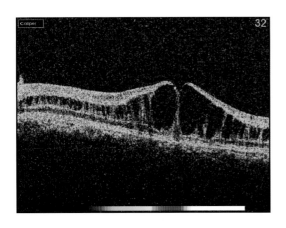

图 11-50　OCT 示黄斑区囊腔,神经上皮层间桥样结构,中心凹下 RPE 层信号弱、不连续。

4. 部分患者到成年期囊样改变消失,此时可发现中心凹视网膜变薄(图 11-53)。

5. 偶见 RPE 层改变(图 11-54)。

(三)FFA 表现

1. 黄斑区花瓣样弱荧光(图 11-55),或中心凹成片弱荧光斑(图 11-56)。

2. 后极部环形强荧光(图 11-57)。

3. 部分患者可因广泛色素改变导致眼底弥漫斑驳强荧光(图 11-58)。

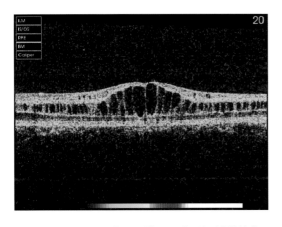

图 11-51　OCT 示黄斑区神经上皮层间桥样结构。

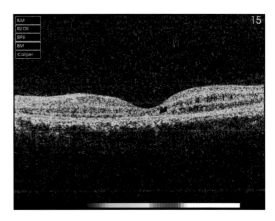

图 11-53　视网膜劈裂囊样改变尤其黄斑区鼻侧不明显,中心视网膜显著变薄。

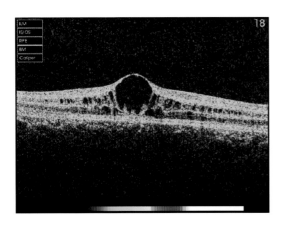

图 11-52　OCT 示中心凹囊腔融合,形成孤立的劈裂腔体。

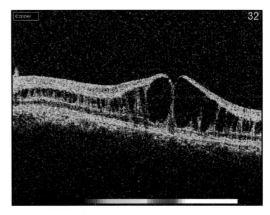

图 11-54　OCT 示黄斑区囊腔,神经上皮层间桥样结构,中心凹下 RPE 层信号弱、不连续。

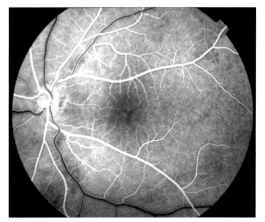

图 11-55　荧光造影早期黄斑可见少许弱荧光呈花瓣样分布。

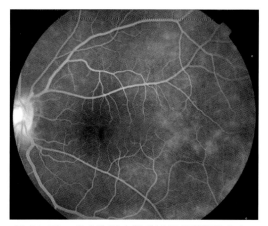

图 11-58　荧光造影晚期后极部斑驳样强荧光。

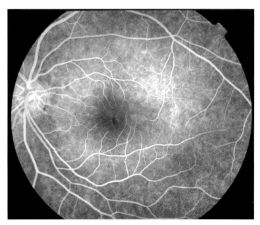

图 11-56　荧光造影示中心凹花瓣样弱荧光,后极部环形强荧光,为荧光素染料在劈裂囊腔内积存所致。

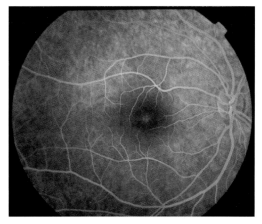

图 11-57　荧光造影示中心凹成片的弱荧光斑,为染料于腔体内积存所致。

4. 周边视网膜劈裂者可见视网膜血管渗漏。

5. 偶见视网膜节段性无灌注区。

七、多灶性脉络膜炎

多灶性脉络膜炎是一种脉络膜视网膜炎症性病变,常双眼发病。临床表现为视力下降、视野暗点、闪光或飞蚊症。眼部检查可见前葡萄膜炎、玻璃体炎,眼底后极部多发黄白色病灶,反复发作者可伴有后极部萎缩、脉络膜新生血管等。多灶性脉络膜炎的诊断主要依据轻中度的前节及玻璃体炎症伴典型眼底表现,其中眼底检查及造影检查对该病诊断具有重要意义。

(一)眼底表现

1. 多发性黄白色病灶:急性期多见,圆形或椭圆形,多位于视盘周围,呈单个或簇状、线状排列,从后极部散布至周边部,数量可多至 100 个以上,病灶深度位于视网膜色素上皮和脉络膜毛细血管层。(图 11-59)。

2. 萎缩性瘢痕:进展期及反复多次发作后出现,边界整齐清晰,多伴色素,好发于视盘周围(图 11-60)。

3. 视盘水肿和充血。

4. 黄斑囊样水肿。

5. 脉络膜新生血管膜,黄斑或视盘周围多见。

(二)FFA 表现

1. 活动性病灶:早期呈弱荧光,晚期逐渐出现染色(图 11-61)。

2. 脉络膜新生血管可显示晚期渗漏和扩大(图 11-62)。

3. 萎缩性病灶显示窗样缺损(图 11-63)。

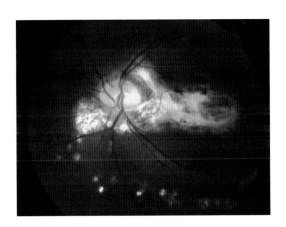

图 11-59　视盘周围及黄斑区可见黄白色萎缩,边界清晰,其间有色素沉积,下方可见成串排列的黄白色圆形病灶。

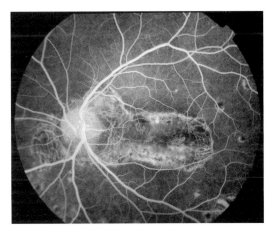

图 11-61　荧光造影早期,黄斑区萎缩灶可透见脉络膜血管影,下方圆形病灶呈弱荧光。

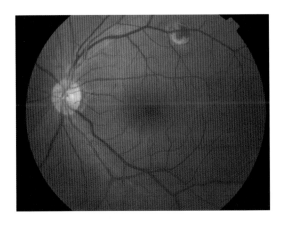

图 11-60　左眼颞上血管处可见灰色圆形病灶,其间色素沉积。

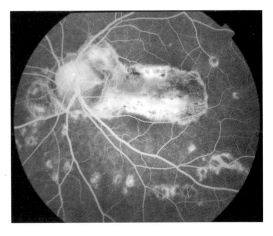

图 11-62　荧光造影中期,黄斑区萎缩灶与正常视网膜交界处隐见若干强荧光点;下方病灶荧光逐渐增强。

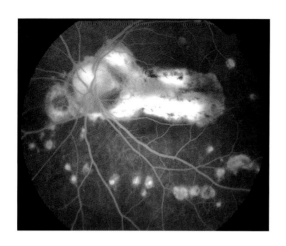

图 11-63 荧光造影晚期，黄斑区强荧光点扩大、增强；下方圆形病灶荧光强度不断增强。

4. 黄斑区花瓣样染料积存，提示囊样水肿。

(三)ICG 表现

1. 活动性病灶:呈强荧光区，其数目可能多于眼底和 FFA 检查发现的病灶数目(图 11-64)。

2. 萎缩性病灶:呈弱荧光区(图 11-

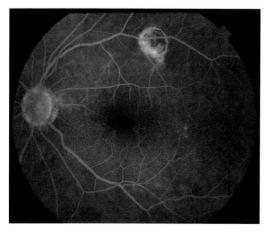

图 11-64 FFA 示，该处病灶表现为荧光透见，色素沉着处荧光遮蔽。

65)。

多灶性脉络膜炎需与以下疾病鉴别:拟组织胞浆菌病、点状内层脉络膜病变、弥漫性视网膜下纤维变性综合征(Diffuse subretinal Fibrosis, DSF)、鸟枪弹样脉络膜视网膜病变、多发性一过性白点综合征(multiple evanescent white dot syndrome, MEWDS)等。

八、急性区域性隐匿性外层视网膜病变

急性区域性隐匿性外层视网膜病变(Acute Zonal Occult Outer Retinopathy, A-ZOOR)是一种炎症性视网膜病变,以一个或多个区域内外层视网膜功能急性丢失,畏光,眼底表现大致正常而视网膜电流图异常为特征。该病于 1994 年由 Gass 首先报道,中青年女性多见,可单眼或双眼先后发病,表现为急性视野缺损,伴闪光感,此后视野逐渐丢失,虽有时可见部分恢

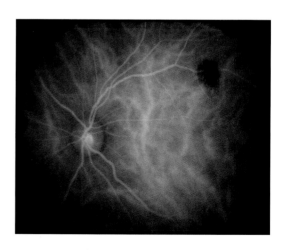

图 11-65 ICGA 示,该处病灶表现为弱荧光。

复,但常见持续性视野缺损、慢性畏光。病程长者可见区域性色素上皮萎缩和视网膜血管变细。

(一)眼底表现

1. 通常正常(图 11-66)。

2. 病程长者可有色素上皮病变或萎缩(图 11-67)。

3. 毛刺样色素改变,为光感受器细胞与 RPE 失连接、RPE 迁移所致 (图 11-68)。

4. 视网膜血管变细。

5. 急性期偶见玻璃体炎症、血管周围渗出、视盘水肿等。

(二)FFA 表现

1. 通常正常(图 11-69)。

2. 出现色素上皮病变时,可表现为荧

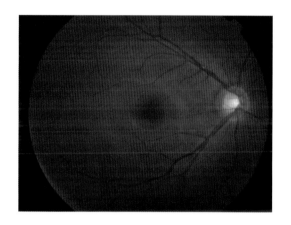

图 11-66　急性期 AZOOR 病例眼底检查及造影检查均无明显异常。

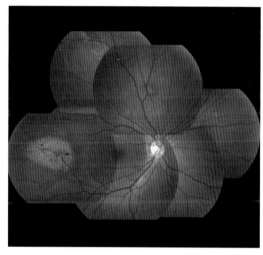

图 11-68　伴毛刺样色素沉着,视网膜血管略细。

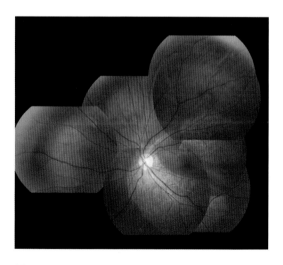

图 11-67　眼底检查可见区域性色素上皮改变。

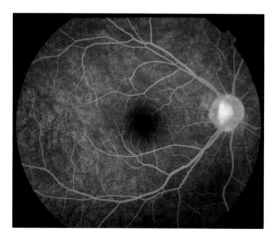

图 11-69　病程较长的 AZOOR 病例。

光透见(图 11-70 和图 11-71)。

    3. 色素呈荧光遮蔽(图 11-71)。

(三)ICG 表现

    1. 通常正常(图 11-72)。

    2. 出现色素上皮病变时可表现为脉络膜大血管荧光透见、晚期弱荧光(图 11-73 和图 11-74)。

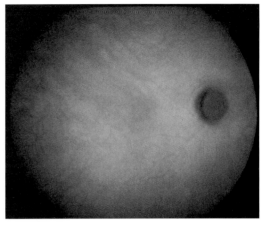

图 11-72　正常表现。

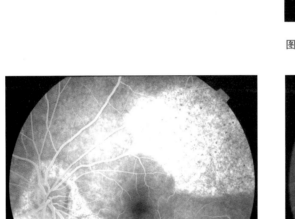

图 11-70　FFA 示色素上皮病变处呈荧光透见。

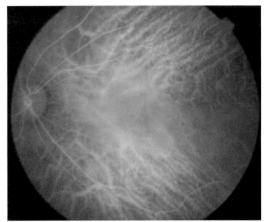

图 11-73　ICGA 示色素上皮病变处脉络膜毛细血管萎缩。

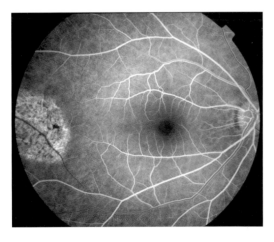

图 11-71　色素遮蔽荧光。

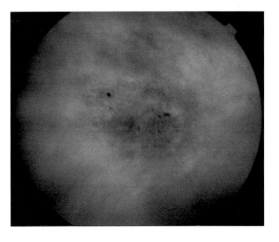

图 11-74　致使脉络膜大血管影清晰可见。

(四)自发荧光

1. 通常正常。

2. 出现色素上皮病变时可表现为弱荧光,偶尔可有强自发荧光边缘。

九、脉络膜萎缩

脉络膜萎缩是多种原因所引起的脉络膜局限性或弥漫性萎缩,病变可累及脉络膜的全层或毛细血管层,最终因导致视网膜色素上皮层和视细胞层的变性萎缩,从而出现眼底和视功能的改变。常见的有无脉络膜症(choroidremia)、回旋状脉络膜视网膜萎缩 (gyrate atrophy of choroid and retina) 和脉络膜毛细血管萎缩(central areolar choroid atrophy)。

(一)无脉络膜症

无脉络膜症又称全脉络膜血管萎缩、进行性脉络膜萎缩、进行性毯层脉络膜萎缩。其特点是双眼进行性发病,自幼夜盲,弥漫性全层脉络膜毛细血管及 RPE 萎缩,视野进行性向心性缩小,渐成管状视野,最后脉络膜完全消失。与原发性视网膜变性有所不同,此病被认为是脉络膜的缺失。经过长期观察发现脉络膜与色素上皮并不是先天性发育不良而是后天进行性消失,故又称为进行性 RPE 营养不良性变性或进行性 RPE 脉络膜变性。遗传特点:X 性连锁隐性遗传,男性发病,女性为基因携带者。

1.眼底表现:早期后极部可见视网膜色素上皮以及脉络膜毛细血管变性萎缩, 形成弥漫性萎缩区, 萎缩程度不一致,无锐利的边缘,其中可见萎缩的脉络膜大血管稀疏排列于后极部。近赤道部可见椒盐状色素沉积。晚期视盘苍白,视网膜血管变细, 脉络膜组织仅在黄斑区有少量残存。女性基因携带者的眼底可见不同程度的区域性的 RPE 色素脱失及色素沉着。

2.FFA 表现:早期在视网膜色素上皮萎缩区可见广泛的强荧光区, 随后脉络膜毛细血管及视网膜色素上皮消失,呈现粗大的脉络膜血管。晚期出现广泛的无荧光区, 背景中可见稀疏的脉络膜大血管。女性基因携带者的 FFA 表现为因 RPE 色素脱失所呈现的广泛强荧光或窗样缺损。

(二)回旋状脉络膜视网膜萎缩

回旋状脉络膜视网膜萎缩是一种与氨基酸代谢障碍有关的脉络膜视网膜进行性营养不良性遗传病,为常染色体隐性遗传,是鸟氨酸转氨酶缺乏所引起的体内高鸟氨酸血症,鸟氨酸在脉络膜内堆积,导致其代谢异常所引起的脉络膜视网膜进行性萎缩。通常从赤道部开始,向中心及周边部扩展, 最后累及眼底大部分,可造成严重的视功能障碍。

1.眼底改变:早期患者眼底赤道部出现边界清楚的脉络膜萎缩斑,形状不规则,边缘呈锯齿状,萎缩斑之间眼底正常。以后萎缩斑缓慢扩展，散在的萎缩斑逐渐融合成片，呈花环状，并向后极及周边部延伸扩展，亦可在视盘周围形成一个萎缩环。此环与赤道部的萎缩环之间可形成一个有视功能存在的环形区域，最后眼底呈黄白色，几乎所有的眼底范围受损，仅保留黄斑区。此时，眼底所见与无脉络膜症者相似。视盘呈蜡黄色或淡红色。晚期病例可出现色素增生，其间散布有针尖状结晶。另外，视网膜血管细窄、视盘苍白。在大多数 40～60 岁的晚期病例中，后极部脉络膜视网膜广泛受累，眼底外观类似于晚期无脉络膜症。

2.眼底荧光血管造影：早期可以见到典型的境界清楚的回旋形萎缩区呈现无荧光区，区内可见残存稀疏的脉络膜大血管，有时早期萎缩斑外缘的色素上皮透明，并从此处可见到脉络膜血管。荧光染料向血管周围渗漏，渗漏区域比检眼镜所见病变的范围大，说明色素上皮有广泛性损害。晚期脉络膜全层萎缩后，出现巩膜强荧光。

(三)脉络膜毛细血管萎缩

1.中央晕轮状脉络膜萎缩：中央晕轮状脉络膜萎缩是一种常染色体显性遗传性疾病，是原发性脉络膜毛细血管萎缩的一种特殊类型，其主要表现为后极部圆形或卵圆形视网膜色素上皮和脉络膜毛细血管萎缩缺失，裸露脉络膜大血管。眼底改变和临床症状类似中央性脉络膜萎缩，

但仅局限在黄斑部。多为双眼，亦可单眼，有家族发病史。

(1)眼底改变：早期可见黄斑部呈颗粒状色素脱失，中心凹光反射弥散，黄斑区呈锡箔样。有的双眼黄斑部出现水肿及渗出物、色素斑点，中心凹反光弥散。病情逐渐发展，两眼黄斑部表现为环形或卵圆形边界清楚的病变区。该区色素上皮及脉络膜毛细血管消失。脉络膜大血管呈白线状，这种病变一般可以发展到 50 岁以上，病变区内脉络膜的血管亦可闭塞。随着病程发展，黄斑部渐形成类圆形境界清楚的凿孔样萎缩区，双眼基本对称，病灶呈灰绿色，有青铜样反光，其中掺杂有棕黑色及黄白色小点，其内可见脉络膜血管及白色巩膜背景。所有病变都局限于黄斑区或黄斑旁区，从不累及视盘及中央区以外的区域。

(2)眼底荧光血管造影：在病变早期，由于病变区视网膜色素上皮萎缩、色素脱失，故表现为透见荧光斑点。病程发展到中晚期脉络膜毛细血管萎缩，表现为脉络膜毛细血管无灌注的弱荧光，如脉络膜中小血管均萎缩，病变区仅留粗大脉络膜血管，其边缘由于色素脱失出现强荧光环。

2.绕视盘型脉络膜萎缩：绕视盘型脉络膜萎缩为常染色体显性遗传病，临床表现为近视与散光。当黄斑区受累时，可表现为中心暗点及旁中心暗点，周边视野完整。眼底可见从视盘开始逐渐向黄斑区及后极部网膜扩张的脉络膜萎缩。FFA 显示萎缩区可见裸露的脉络膜大血管。

3.弥漫性脉络膜毛细血管萎缩:弥漫性脉络膜毛细血管萎缩为常染色体显性遗传病,少数为隐性遗传,又称为弥漫性脉络膜硬化。多为中年发病,主要表现为夜盲、周边视野缺损以及视力下降,晚期可有严重的视力下降。眼底表现为脉络膜毛细血管的变薄和缺失,晚期表现为色素播散与堆积。FFA 显示脉络膜萎缩区可见裸露的大血管。

十、家族性渗出性玻璃体视网膜病变

家族性渗出性玻璃体视网膜病变(Familial Exudative Vitreoretinopathy, FEVR)是一种遗传性玻璃体视网膜病变。疾病早期,颞侧周边出现周边视网膜变性、玻璃体带形成、网膜血管改变;疾病进展期,周边视网膜无血管化、视网膜新生血管形成、纤维增殖、视网膜大血管及黄斑区向颞侧牵拉,甚至继发视网膜下渗出、黄斑水肿、视网膜前膜、视网膜劈裂、视网膜裂孔、视网膜脱离、白内障、玻璃体积血、新生血管性青光眼等,最终致盲。由于黄斑向颞侧牵拉,可产生假性外斜视。

(一)眼底表现

1. 颞侧周边视网膜变性。
2. 颞侧周边视网膜血管病变。
3. 颞侧周边视网膜无血管化(图 11-75)。
4. 视网膜或视盘新生血管形成。

5. 视网膜纤维增殖形成(图 11-76 和图 11-77)。
6. 视网膜大血管及黄斑区向颞侧牵拉(图 11-78 和 11-79)。
7. 黄斑水肿、黄斑裂孔(图 11-80 和图 11-81)。
8. 视网膜脱离。
9. 玻璃体积血(图 11-82)。

FFA 表现

1. 视网膜血管扩张(图 11-82)。
2. 赤道前毛细血管无灌注区(图 11-83)。
3. 视网膜新生血管渗漏,早期偶见新生血管网形态,晚期荧光素渗漏、扩大(图 11-83)。

FEVR 的部分临床表现与早产儿视网膜病变(Retinopathy of Premature, ROP)相似, 但患儿通常无早产及新生儿期吸氧

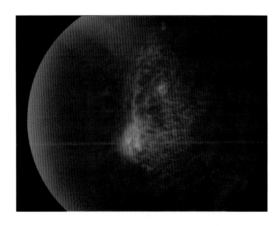

图 11-75　彩色眼底照相在颞侧周边可见血管走行中断,形成大片无血管区,其间部分区域可见密集激光斑。

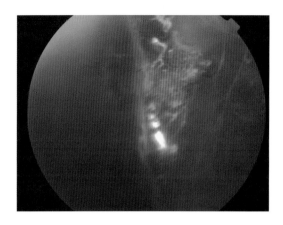

图 11-76 颞侧无血管区内可见灰白色增殖膜形成。

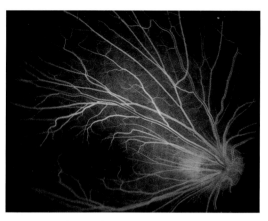

图 11-79 视盘颞侧诸多血管向颞侧牵拉,黄斑区拱环结构欠完整。

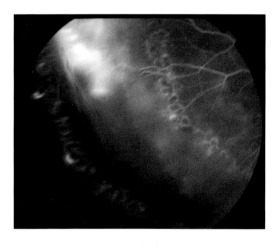

图 11-77 局部少许荧光素渗漏。

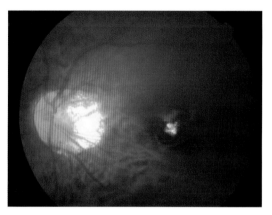

图 11-80 黄斑区萎缩性病灶,其周围环绕增殖膜,其中央黄斑裂孔及局部脉络膜萎缩。

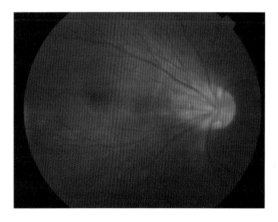

图 11-78 视网膜大血管尤其颞侧血管向颞侧牵拉,黄斑向颞侧移位。

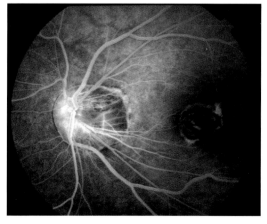

图 11-81 黄斑区增殖膜染色,黄斑孔可部分透见巩膜弱荧光。

史,而是可追溯到家族遗传史。FEVR 的遗传方式可以是常染色体显性或隐性遗传,或 X 性连锁遗传。

十一、先天性视网膜色素上皮肥大

先天性视网膜色素上皮肥大(congen-

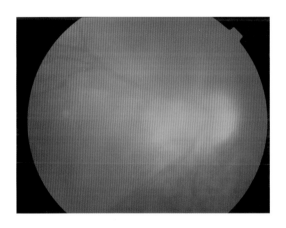

图 11-82 玻璃体积血。玻璃体积血,视网膜血管影模糊,隐见血管扩张。

ital retinal pigment epithelium hypertrophy)为一种少见的先天性眼底异常,一般不影响视力、视野,多在眼底检查时发现。多见于单眼单个病灶,偶见双眼发生,也有单眼多个病灶成群排列的。病变一般非进行性。如果累及黄斑会出现视野缺损。眼底表现为边界清楚稍隆起的圆形或类圆形灰黑色或黑色病灶。病灶内色素斑驳,病灶外围可以有环形脱色素。视网膜血管在其上走行正常(图 11-84)。病理表现局部色素上皮细胞肥大,色素丰富。

FFA 表现

色素上皮肥大区域表现为与病灶范围一致的遮蔽荧光,无渗漏,外围如果有色素斑驳或脱失区,表现为窗样缺损。其他部位荧光正常(图 11-85)。

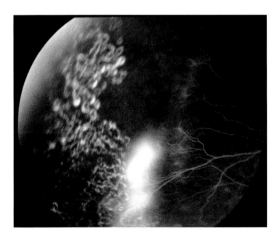

图 11-83 前述血管中断在 FFA 中较明显,无灌注区边界清晰,无灌注区交界处新生血管形成,荧光素渗漏明显。

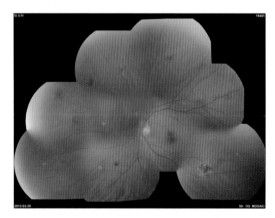

图 11-84 正常的视网膜血管造影。

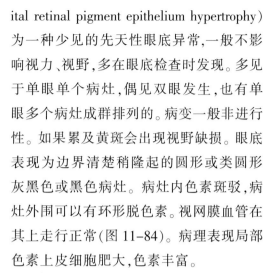

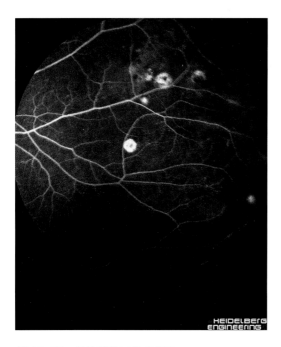

图 11-85　其他部位正常的荧光。

（陈有信）

参考文献

1. A. Agarwal, Gass′ Atlas of Macular Diseases, 5ed, Chapter 5, Heredodystrophic Disorders Affecting the RPE and Retina

2. A. Agarwal, Gass′ Atlas of Macular Diseases, 5ed, Chapter 11, Inflammatory Diseases of the Retina

3. Jack J. Kanski, Clinical Ophthalmology – a comprehensive approach, Chapter 15 Hereditary Fundus Dystrophies

第 12 章

葡萄膜炎

葡萄膜炎（Uveitis）病因复杂、分类繁多。根据解剖位置、病因、临床和病理特点及病程和持续时间等不同分类方法可以将葡萄膜炎分为多种类型。其中任何原因导致的中间葡萄膜炎、后葡萄膜炎及全葡萄膜炎，均可以造成视网膜功能损害，导致视力下降。不同类型的葡萄膜炎所导致的视网膜改变不尽相同，眼底血管造影检查不仅可以明确病变的特点、部位和严重程度，发现肉眼无法分辨的血管炎症，以协助诊断，还可以对这些病变进行动态观察以评价治疗效果，对于葡萄膜炎的诊断和随访至关重要。

一、白塞病

白塞病（Behcet's disease）是一种以葡萄膜炎、口腔溃疡、多形性皮肤损害和生殖器溃疡等为特征的多系统、多器官受累的自身炎症性疾病。白塞病葡萄膜炎是我国常见的葡萄膜炎类型之一。此病多发生于青壮年，男女比例相似，可双眼或单眼发病。可表现为前葡萄膜炎、后葡萄膜炎

及全葡萄膜炎。典型的前葡萄膜炎表现为反复发作，伴有前房积脓的非肉芽肿性葡萄膜炎。后部葡萄膜和视网膜受累时，视网膜血管炎为其基本改变。白塞病葡萄膜炎易于反复发作，进行性加重，最终导致视功能严重下降或丧失。

（一）眼底改变

1. 主要表现为视网膜血管炎和视网膜炎。

2. 早期累及微血管，肉眼下难以识别，但荧光素眼底血管造影可以清晰显示（图12-1）。

3. 视网膜动静脉均可以受累，易发生视网膜水肿、出血、棉絮斑、视网膜血管鞘、硬性渗出、血管闭塞、视盘水肿及黄斑囊样水肿（图12-2和图12-3）。

4. 视网膜血管闭塞是常见改变，反复发作的血管闭塞可以导致新生血管形成、视网膜萎缩、视神经萎缩及色素沉积等继发性改变（图12-4）。

5. 少数患者可出现视网膜分支静脉阻塞。

OS FA 0:26.67

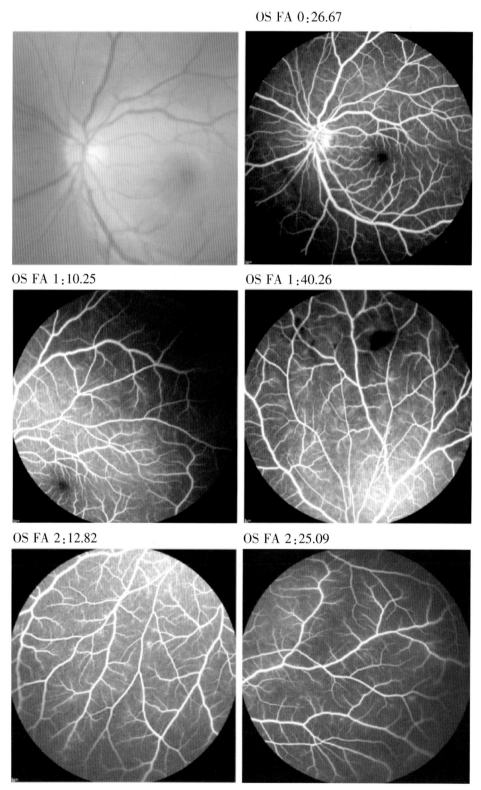

OS FA 1:10.25　　　　　　　OS FA 1:40.26

OS FA 2:12.82　　　　　　　OS FA 2:25.09

图 12-1　白塞病早期眼底未见明显异常,FFA 显示视网膜微血管渗漏。(待续)

OS FA 2:36.07

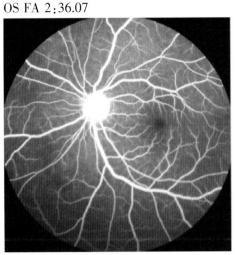

OS FA 12:17.43

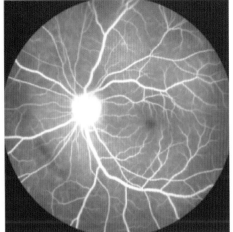

图 12-1(续)

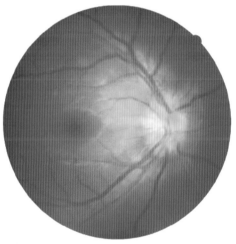

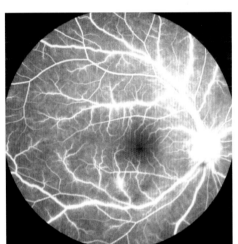

图 12-2　白塞病血管扩张、血管壁和视盘染色。

(二)FFA 表现

FFA 对白塞病葡萄膜炎的诊断以及疾病严重程度的评价至关重要,主要表现如下:

1. 弥漫性视网膜毛细血管渗漏（图12-1,图 12-6 和图 12-7)。

2. 视网膜血管扩张、血管壁染色、视盘染色、血管闭塞、无灌注区形成、出血造成的荧光遮蔽、视网膜和视盘新生血管等(图 12-2)。

3. 囊样黄斑水肿(图 12-3)。

4. 视网膜色素上皮损害、色素脱失和增殖(图 12-4)。

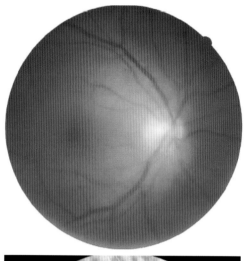

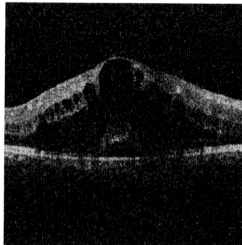

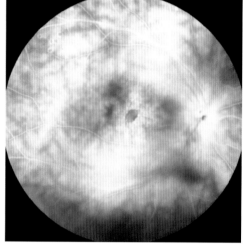

图 12-3   白塞病黄斑囊样水肿,弥漫微血管渗漏。

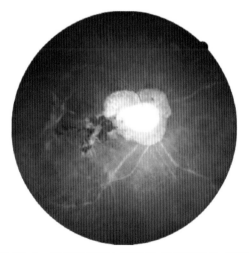

图 12-4   白塞病晚期血管闭塞、视网膜萎缩、视神经萎缩和色素沉积。

(三)ICG 表现

虽然白塞病葡萄膜炎主要表现为视网膜血管的炎症，脉络膜血管也可以受累。ICG 通常可以表现为弱荧光斑、脉络膜血管增粗和渗漏及弥漫性强荧光（图12-5）。

OS FA 0：32.78 ICGA 0：32.75

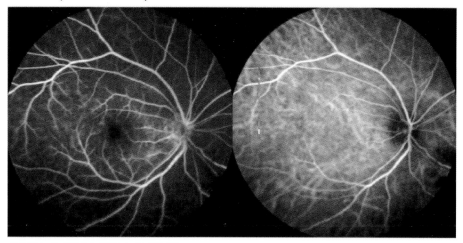

OS FA 0：35.10 ICGA 0：35.07

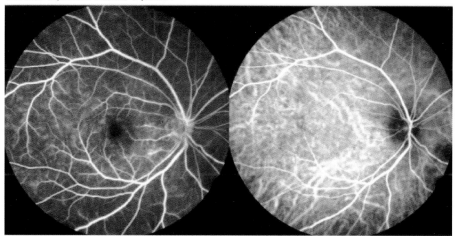

OS FA 4：59.07 ICGA 4：59.04

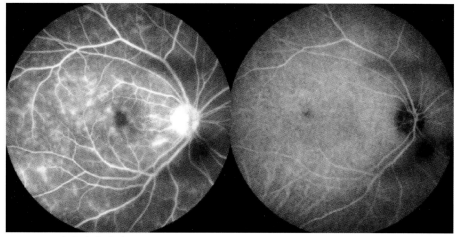

图 12-5 白塞病葡萄膜炎 FFA 显示视网膜血管炎，ICG 表现为脉络膜血管增粗和渗漏及弥漫性强荧光。（待续）

OD 10:22.56 ICFA 10:22:53

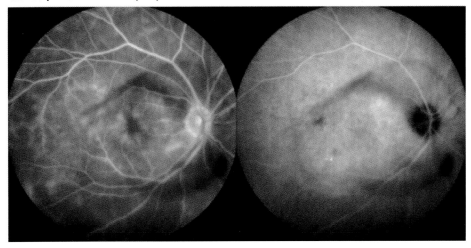

图 12-5(续)

【典型病例】

患者肖某,男,34 岁。

双眼眼红眼痛反复发作,伴视力渐进性下降 3 年。曾短期使用激素局部及全身治疗。既往口腔溃疡病史 3 年,每年平均 5 次,疼痛严重,两周余痊愈;下肢皮肤结节性红斑病史 3 年余;皮肤针刺后有硬结和脓点。

眼部检查:视力:OD 0.8,OS 0.01,双眼无充血。右眼前房闪辉(+),细胞(+/−),晶状体透明,表面少许色素沉积,玻璃体无明显混浊,眼底未见明显异常。左眼前房闪辉(+),细胞(++),晶状体透明,玻璃体混浊,细胞较多,视网膜模糊,视盘色略淡。

荧光素眼底血管造影:早期网膜斑驳状脉络膜荧光,视盘边界不清,表面毛细血管扩张,视网膜血管壁染色、渗漏;晚期视盘荧光渗漏,视网膜广泛微血管渗漏,右眼黄斑周围毛细血管末梢轻度渗漏,左眼黄斑区弥漫荧光渗漏(图 12-6 和图 12-7)。

诊断:双眼白塞病葡萄膜炎。

治疗:激素联合免疫抑制剂治疗。

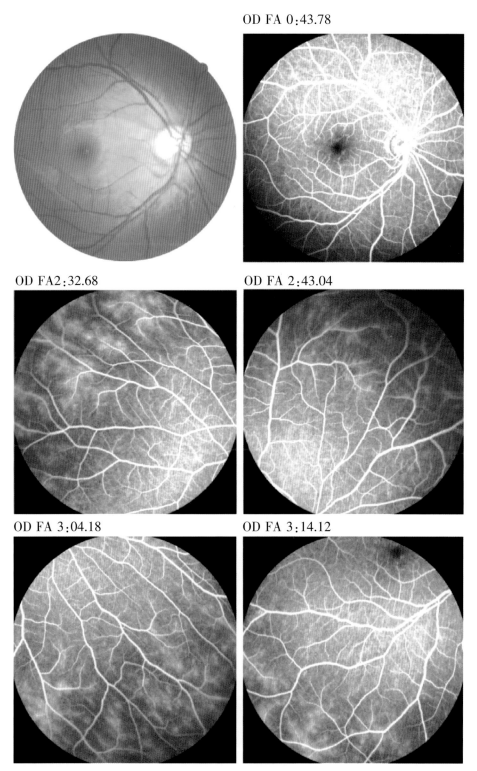

OD FA 0:43.78

OD FA2:32.68

OD FA 2:43.04

OD FA 3:04.18

OD FA 3:14.12

图 12-6 右眼眼底未见明显异常,FFA 显示视网膜微血管渗漏,视盘染色,黄斑区毛细血管轻度渗漏。(待续)

OD FA 3:23.43　　　　　　　　OD FA 10:23.09

图 12-6(续)

OD FA 0:36.17

OD FA 1:05.98　　　　　　　　OD FA 1:25.23

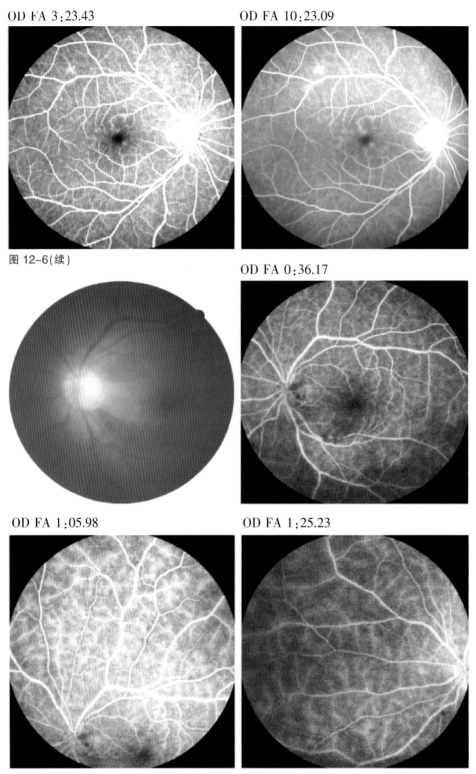

图 12-7　左眼眼底视网膜模糊,视盘色略淡,FFA 显示视网膜广泛微血管渗漏,视盘染色,黄斑区弥漫荧光渗漏。(待续)

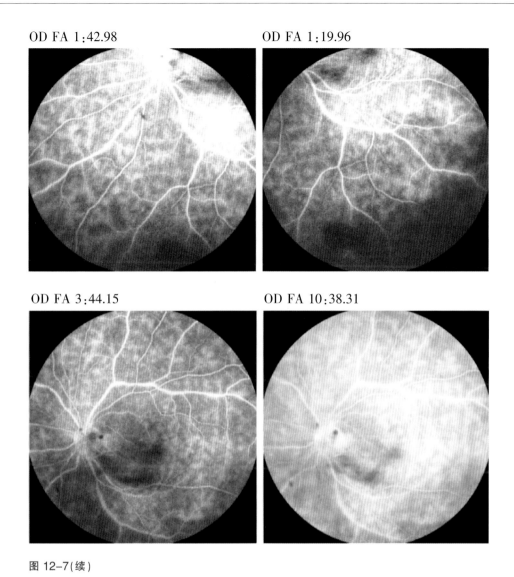

OD FA 1：42.98

OD FA 1：19.96

OD FA 3：44.15

OD FA 10：38.31

图 12-7(续)

二、Vogt-小柳原田综合征

Vogt-小柳原田病（Vogt-Koyanani-Harada syndrome,VKH）是一种以双眼肉芽肿性葡萄膜炎为特征，并常伴有脑膜刺激征、听觉功能障碍、皮肤和毛发异常的一种自身免疫性疾病，是我国最常见的葡萄膜炎类型之一。此病有独特进展规律,在不同阶段其临床表现不同。杨培增教授根据中国人的 Vogt-小柳原田综合征的表现,将此病分为 4 期,包括前驱期、后葡萄膜炎期、前葡萄膜炎受累期及前葡萄膜炎反复发作期。在后葡萄膜炎期及前葡萄膜炎受累期主要表现为双眼的弥漫性脉络膜炎、脉络膜视网膜炎和渗出性视网膜脱离,至前葡萄膜炎反复发作期,出现反复发作的肉芽肿性前葡萄膜炎和晚霞状眼底。

(一)眼底表现

在后葡萄膜炎期及前葡萄膜炎受累期,眼底表现如下:

1. 可出现双眼不同程度视盘水肿,易被误诊为单纯视盘炎。

2. 视网膜神经上皮层脱离和渗出性视网膜脱离。视网膜神经上皮层局部脱

离表现为视网膜的泡状隆起,检眼镜下见视网膜呈现"丘陵"状外观(图12-8、图12-9)。

3. 黄斑区皱褶、色素沉着和星芒状渗出,黄斑囊样水肿较为罕见(图12-10)。

4. 常见视网膜水肿。

至前葡萄膜炎反复发作期,眼底表现如下:

1. 可出现典型的晚霞状眼底,眼底表

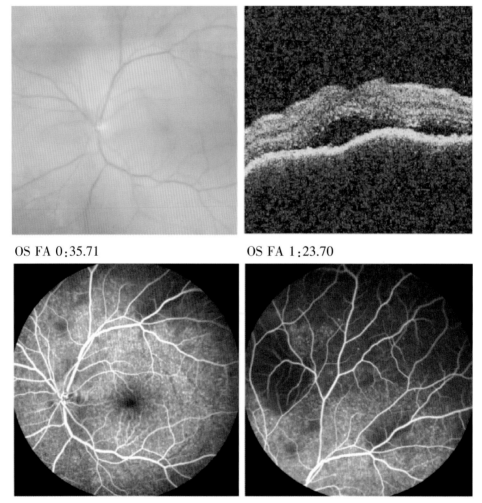

OS FA 0:35.71　　　　OS FA 1:23.70

图12-8　初发VKH综合征后葡萄膜炎期,网膜丘陵状外观,OCT显示神经上皮层脱离。FFA显示早期密集多发点状或针尖样强荧光,网膜下片状弱荧光,后期荧光点扩大,出现多湖状强荧光以及视盘染色。(待续)

OS FA 1:44.20 　　　　　　　　　　OS FA 1:44.20

OS FA 1:58.15 　　　　　　　　　　OS FA 12:20.98

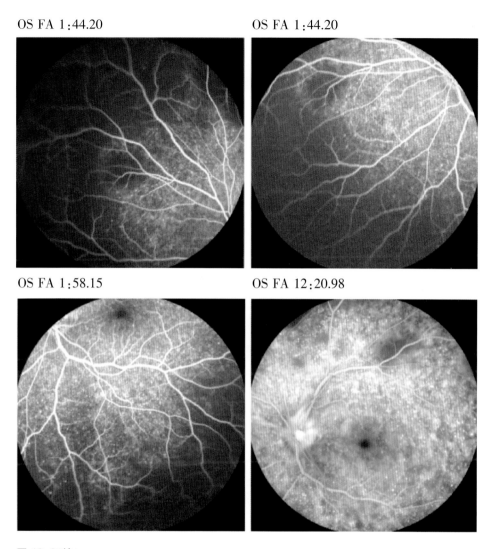

图 12-8(续)

现为弥漫性红色改变,有时可以透见脉络膜血管和白色巩膜。

2. 常伴有色素沉着、移行和增殖及 Dalen-Fuchs 结节。

3. 黄斑区可出现脉络膜新生血管及视网膜萎缩等改变。

4. 片状视网膜脉络膜萎缩及视盘旁脉络膜视网膜萎缩。

(二)FFA 表现

Vogt-小柳原田综合征有特征性的 FFA 表现,在后葡萄膜炎期及前葡萄膜炎受累期,FFA 表现如下:

1. 早期典型表现为视网膜色素上皮

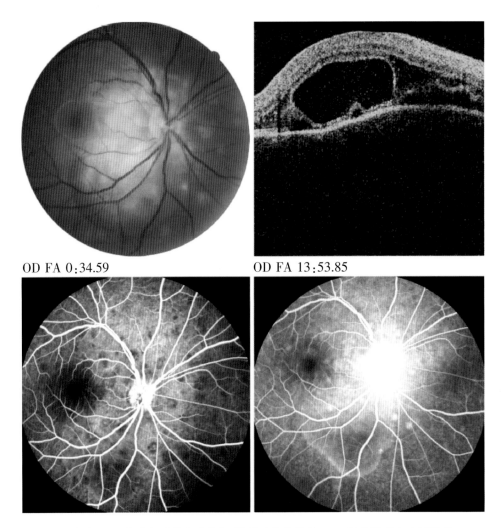

OD FA 0:34.59 OD FA 13:53.85

图 12-9 初发 VKH 综合征后葡萄膜炎期,网膜丘陵状外观,OCT 显示神经上皮层脱离。FFA 显示早期少许针尖样强荧光及视网膜下多发弱荧光灶,之后针尖样荧光点扩大,弱荧光灶处出现强荧光并不断扩大,并可见湖状荧光勾勒出神经上皮层脱离边界,视盘染色。

水平多发点状或针尖样强荧光,以及由于局部神经上皮层脱离导致的弱荧光,后期可形成多湖状强荧光(图 12-8 和图 12-9)。

2. 可见到视盘血管渗漏和染色、视网膜血管荧光渗漏、出血导致的荧光遮蔽及视网膜下弱荧光(图 12-10)。

在前葡萄膜炎反复发作期,表现如下:

1. 视盘强荧光。

2. 虫蚀样荧光外观和窗样缺损 (图 12-11)。

3. Dalen-Fuchs 结节所致的强荧光 (图 12-11)。

4. 视网膜增殖膜形成、色素增殖或出血导致的荧光遮蔽 (图 12-11 至图 12-13)。

5. 脉络膜新生血管(图 12-11)。

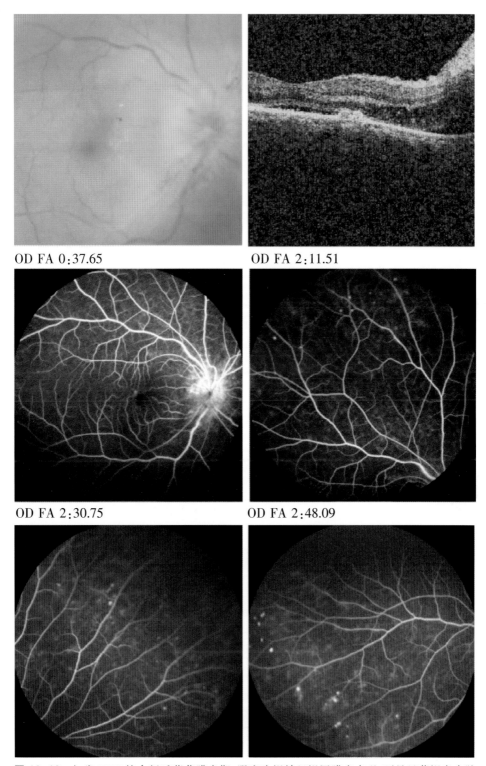

OD FA 0:37.65

OD FA 2:11.51

OD FA 2:30.75

OD FA 2:48.09

图 12-10　初发 VKH 综合征后葡萄膜炎期,眼底为视神经视网膜炎表现,可见显著视盘水肿及黄斑区少许星芒状渗出。OCT 显示黄斑区神经上皮层脱离以及视盘水肿。FFA 显示视盘血管渗漏和染色、视网膜血管荧光渗漏以及针尖样强荧光。(待续)

OD FA 2:58.05

OD FA 11:21.65

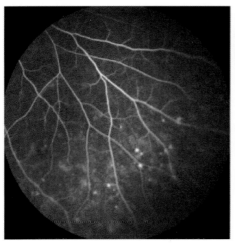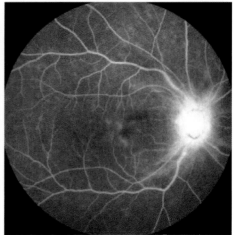

图 12-10(续)

6. 片状视网膜脉络膜萎缩及视盘周围视网膜脉络膜萎缩（图 12-11、图 12-12）。

7. 囊样黄斑水肿及视网膜血管荧光素渗漏较为少见(图 12-12)。

(三)ICG 表现

由于 Vogt-小柳原田综合征是发生于脉络膜和视网膜色素上皮层的炎症,在疾病发展某些阶段,FFA 检查可能显示视网

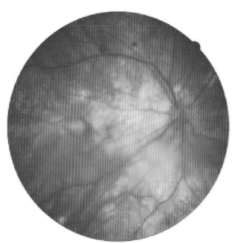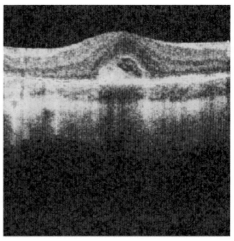

图 12-11　前葡萄膜炎反复发作期,晚霞状眼底,可见色素沉着,OCT 显示黄斑区 CNV,FFA 可见虫蚀样荧光、窗样缺损、Dalen-Fuchs 结节所致的强荧光、色素增殖导致的荧光遮蔽、视盘周围视网膜脉络膜萎缩及 CNV 形成。(待续)

OD FA 0:34.15

OD FA 0:57.62

OD FA 1:23.42

OD FA 1:56.18

OD FA 2:25.78

OD FA 13:06.78

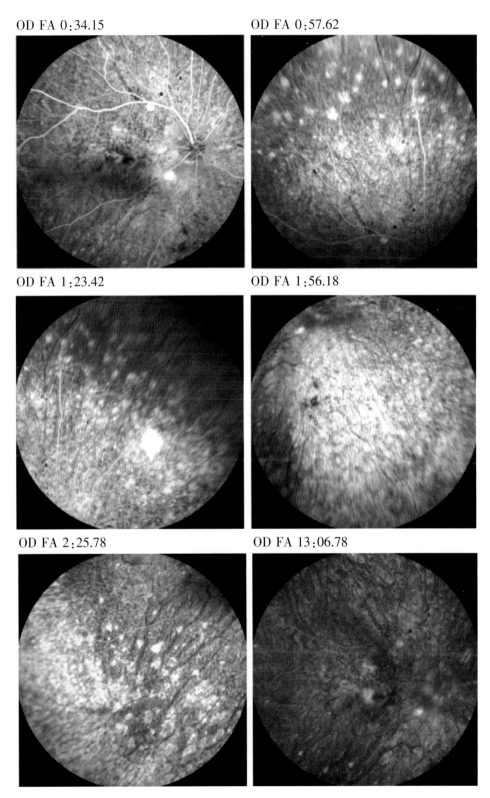

图 12-11(续)

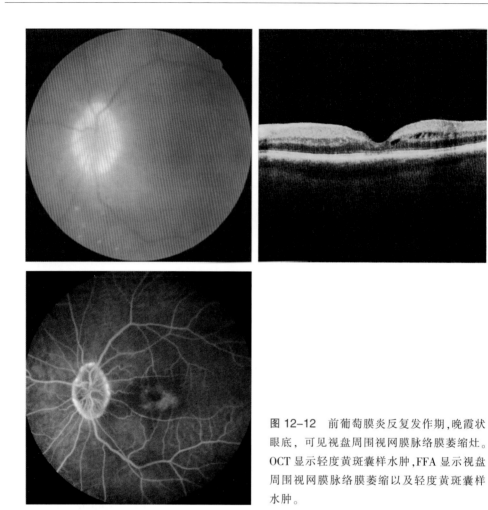

图 12-12 前葡萄膜炎反复发作期,晚霞状眼底,可见视盘周围视网膜脉络膜萎缩灶。OCT 显示轻度黄斑囊样水肿,FFA 显示视盘周围视网膜脉络膜萎缩以及轻度黄斑囊样水肿。

OD FA 0:34.89 ICGA 0:34.81

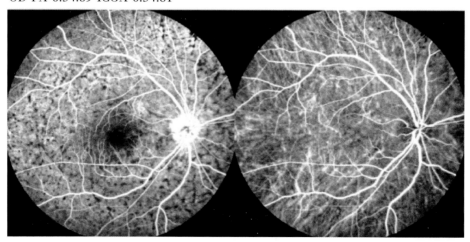

图 12-13 前葡萄膜炎反复发作期,FFA 显示视盘强荧光及视网膜虫蚀样荧光,ICGA 显示脉络膜血管渗漏。(待续)

OD FA 1:30.06 ICGA 1:29.98

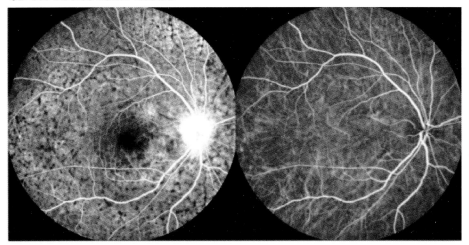

OD FA 7:46.60 ICGA 7:46.53

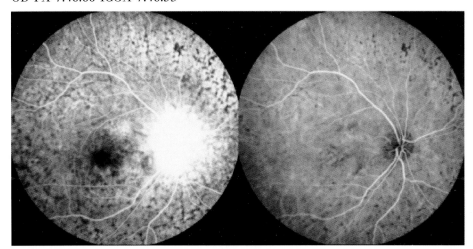

OD FA 15:11.70 ICGA 15:11.62

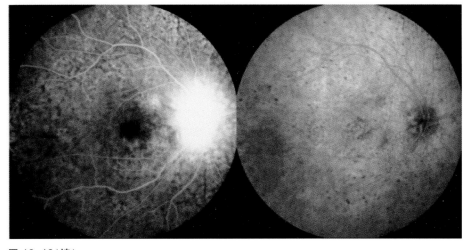

图 12-13(续)

膜血管没有渗漏,但 ICG 仍可以发现脉络膜血管渗漏。因此,ICG 检查也是判断病情进展和评价治疗效果的重要依据:

1. 在有视网膜神经上皮脱离阶段,ICG 可显示融合弱荧光区,勾画出神经上皮脱离区域。

2. 至葡萄膜炎反复发作期,ICG 可以发现脉络膜血管渗漏(图 12-13)、多发性弱荧光斑(Dalen-Fuchs 结节)、局限性脉络膜萎缩以及 CNV 形成。

【典型病例】

患者王 xx,女,16 岁。

双眼视力下降 1 月余。发病之前一周左右出现头痛症状,发病时眼红眼痛。外院诊为葡萄膜炎,曾短期给予激素冲击治疗后,好转,停药后复发,再次给予大剂量激素静脉输注,好转,停药后再次复发。发病以来,无耳鸣、听力下降、白发、脱发和白癜风等症。

眼部检查:视力:OD 0.01,OS 0.01,双眼无明显充血,眼尘状 KP(+)、前房闪辉(+)、细胞(+),虹膜无结节和后粘连,晶状体透明,玻璃体可见炎性细胞,眼底大片渗出性视网膜脱离,后极部视网膜下可见黄白色改变,双眼视网膜未脱离处可见轻度晚霞状。

荧光素眼底血管造影:视盘强荧光、网膜下渗出导致的荧光遮蔽、针尖样强荧光及轻度虫蚀样荧光缺损(图 12-14)。

诊断:Vogt-小柳原田综合征。

治疗:激素联合免疫抑制剂治疗。

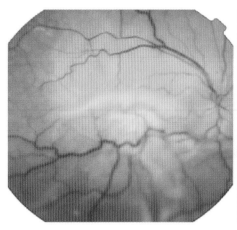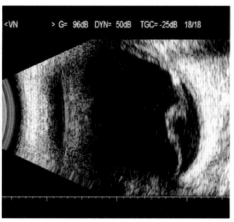

图 12-14　双眼后极部视网膜下黄白色改变,在位网膜轻度晚霞状,B 超显示视网膜脱离,FFA 显示视盘强荧光、网膜下渗出导致的荧光遮蔽、针尖样强荧光及轻度虫蚀样荧光缺损。(待续)

OD FA 0:31.01

OD FA 0:54.68

OD FA 1:00.18

OD FA 1:17.31

OD FA 1:20.90

OD FA 10:39.73

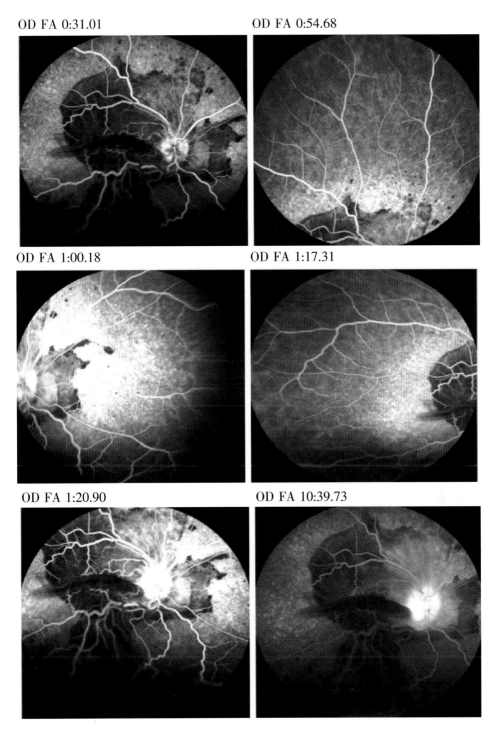

图 12-14(续)

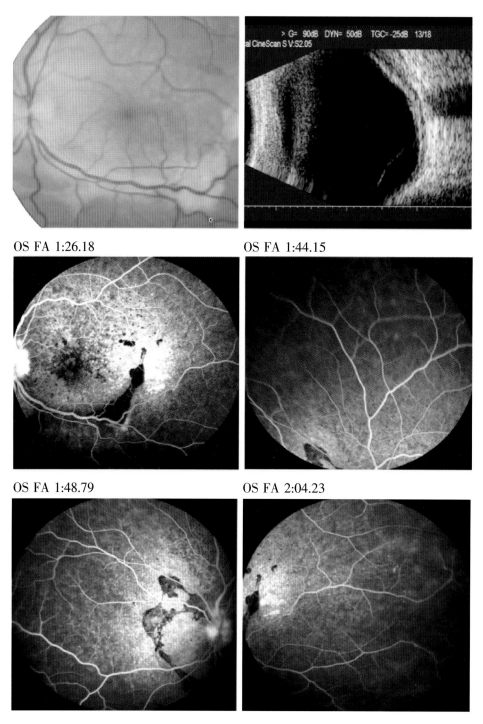

OS FA 1:26.18

OS FA 1:44.15

OS FA 1:48.79

OS FA 2:04.23

图 12-14(续)

OS FA 2:10.35 OS FA 10:33.17

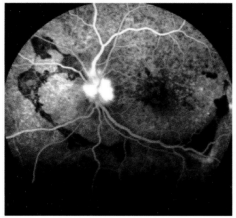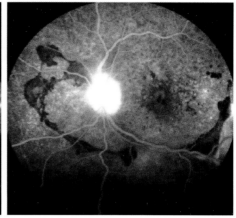

图 12-14(续)

12.3 交感性眼炎

交感性眼炎(Sympathetic Ophthalmia)是发生于单侧眼球穿通伤或内眼术后的一种双侧肉芽肿性葡萄膜炎。受伤眼称为诱发眼,对侧眼称为交感眼。交感性眼炎的眼部表现与 Vogt-小柳原田综合征接近,表现为肉芽肿性葡萄膜炎,但缺乏 Vogt-小柳原田综合征独特进展规律。

(一)眼底表现

交感性眼炎眼底表现与 Vogt-小柳原田病综合征类似。

1. 早期可发生呈现"丘陵"状外观的多发神经上皮脱离、渗出性网脱、视盘水肿、视网膜水肿及黄斑区星芒状渗出和放射状皱褶(图 12-15 和图 12-16)。

2. 有一半左右的患者可以发生视网膜血管炎,表现为视网膜血管鞘及出血。

3. 晚期可出现晚霞状眼底、Dalen-Fuchs 结节及色素沉积和移行。

(二)FFA 表现

FFA 检查也与 Vogt-小柳原田综合征相似。

1. 造影早期可表现为多发点状强荧光,后期可形成多湖状强荧光(图 12-15 和图 12-16)。

2. 视盘血管渗漏和染色(图 12-15 和图 12-16)。

3. 可见视网膜血管渗漏和血管壁染色、出血和色素导致的荧光遮蔽。

4. 疾病晚期可见视网膜色素上皮损害、Dalen-Fuchs 结节所致的强荧光、脉络膜新生血管和片状脉络膜萎缩。

(三)ICG 表现

同 Vogt-小柳原田综合征类似,ICG 检查可显示血管渗漏、弱荧光斑、荧光遮

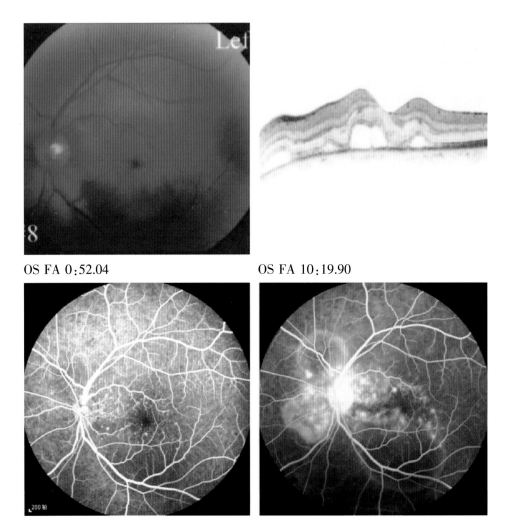

OS FA 0:52.04　　　　　　　　　　OS FA 10:19.90

图 12-15　交感性眼炎早期,表现为后极部多发神经上皮层脱离,FFA 显示多发点状强荧光,
后期荧光点扩大,可见湖状荧光勾勒出神经上皮层脱离边界,视盘染色。

蔽、局限性脉络膜萎缩及 CNV 形成。

【典型病例】

患者刘 xx,男,52 岁。

患者 3 个月前左眼突然眼红眼痛伴视力下降,外院诊为葡萄膜炎,经口服激素治疗后视力好转,激素减量,3 天前视力再次突然下降。首次发病之前一周左右出现头痛症状。发病以来,无耳鸣,听力下降,有白发、脱发和白癜风等症。右眼 6 年前被树枝扎伤后行手术治疗,具体不详。

眼部检查:视力:OD 无光感,OS 0.1,右眼混合充血,粘连性角膜白斑,内窥不清。左眼睫状充血,尘状 KP(+),前房闪辉(+),细胞(+),虹膜无结节和后粘连,晶状体透明,玻璃体可见炎性细胞,眼底视盘

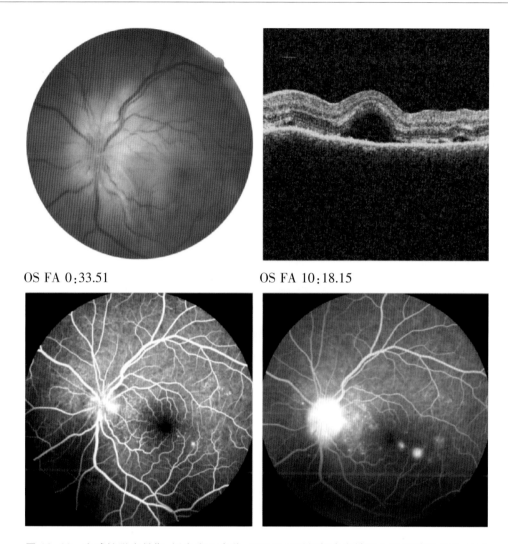

OS FA 0:33.51   OS FA 10:18.15

图 12-16 交感性眼炎早期,视盘充血水肿,OCT 显示后极部多发神经上皮层脱离,FFA 显示多发点状强荧光,后期荧光点扩大,视盘染色。

充血水肿, 后极部网膜可见放射状皱褶。OCT 显示后极部多发神经上皮层脱离。

荧光素眼底血管造影:多发点状强荧光,后期荧光点扩大,视盘染色视盘强荧光(图 12-16)。

诊断:交感性眼炎。

治疗:激素联合免疫抑制剂治疗。

四、急性视网膜坏死综合征

急性视网膜坏死综合征(acute retinal necrosis syndrome, ARN)是一种由疱疹病毒感染引起的以视网膜坏死为特征的炎症性疾病。与此病有关的疱疹病毒包括 I

型和 II 型单纯疱疹病毒及带状疱疹病毒。多数单侧发病，如未进行抗病毒治疗，近1/2~2/3 患者对侧眼在 1~6 周内也会受累。男女发病比例无明显差异。发病初期，患者可表现为轻度眼红和视物模糊，随病情进展，视力严重下降。此病最主要的特征是视网膜坏死，晚期多发生裂孔源性视网膜脱离。Fabricius 将其分为 0~IV 期，分别为前驱期、坏死性视网膜炎期、完全性视网膜坏死和玻璃体混浊期、视网膜坏死消退期和视网膜脱离期。治疗主要采用抗病毒药物，同时配合适量激素治疗。发生裂孔源性视网膜脱离患者，需要进行玻璃体切除手术。

(一)眼底表现

视网膜坏死、闭塞性视网膜血管炎和严重玻璃体炎是 ARN 主要典型体征。

1. 早期表现为中周部视网膜境界清楚的白色或黄白色坏死病灶，可伴点片状视网膜出血、视网膜动静脉扩张视盘水肿（图 12-17）。

2. 坏死病灶进行性扩大融合，呈环形向心性进展。

3. 闭塞性视网膜血管炎主要累及视网膜动脉，表现为血管白鞘和闭塞，受累血管周围可出现点片状出血（图 12-18 和图 12-19）。

4. 严重玻璃体炎（图 12-18 和图 12-19），后期可发生玻璃体纤维组织增殖，从而牵拉坏死视网膜，形成裂孔，发生孔源性视网膜脱离。

5. 坏死病变于发病后数周开始消退，病变区视网膜萎缩。

(二)FFA 表现

1. 疾病早期可显示视网膜动静脉节段性扩张，荧光素渗漏和血管壁染色（图12-17）。

2. 疾病进展后，可出现视网膜无灌注及动静脉的截断现象（图 12-18 和图 12-19）。

3. 还可看到视盘强荧光、黄斑囊样水肿及出血导致的荧光遮蔽。

OS FA 4:29.71

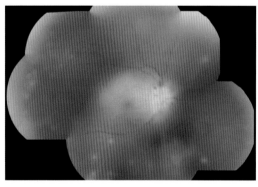
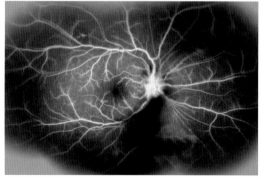

图 12-17　ARN 早期，眼底可见周边部视网膜境界清楚的白色或黄白色坏死病灶、视盘水肿和出血及动静脉轻度扩张，FFA 显示视网膜动静脉扩张、荧光素渗漏和血管壁染色。

OS FA 1:55.18

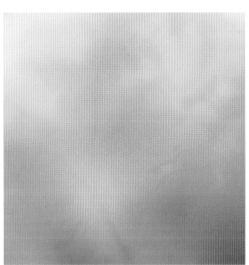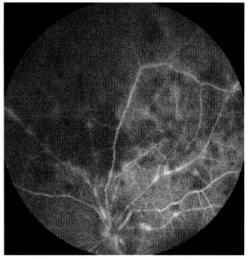

图 12-18 ARN 患者玻璃体混浊,眼底可见大片视网膜坏死,视盘水肿和动静脉节段性扩张,FFA 显示视网膜无灌注、动静脉节段性扩张和截断现象。

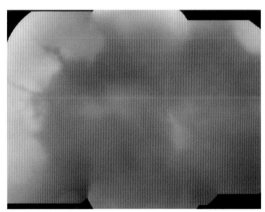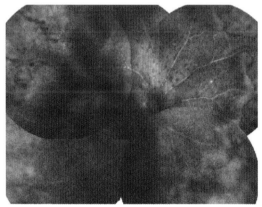

图 12-19 ARN 患者玻璃体混浊,眼底周边视网膜环形大片坏死,视网膜分支动脉闭塞形成白线,血管周围出血,FFA 可见血管闭塞和截断现象。

4. 恢复期可以看到窗样缺损。

【典型病例】

患者尹 xx,女,55 岁。

右眼视力下降伴眼红 20 天。糖尿病 9 年。眼部检查:右眼 V 0.1,矫正无助,IOP 17mmHg,混合充血,角膜透明,下方可见羊脂状 KP(+),房水闪辉(+),房水细胞(+),虹膜纹理清,瞳孔圆,光反射弱,晶状体轻混,玻璃体严重炎性混浊,眼底周边视网膜环形大片坏死,视网膜分支动脉闭塞形成白线,血管周围出血(图 12-19)。

左眼 V 0.12，矫正 0.5，IOP 18mmHg，眼前节无炎症，晶状体轻混，玻璃体无炎症，视盘界清色可，视网膜散在微血管瘤。

荧光素眼底血管造影：可见血管闭塞和截断现象（图 12-19）。

诊断：右眼急性视网膜坏死综合征。

治疗：抗病毒治疗。

五、巨细胞病毒性视网膜炎

巨细胞病毒（Cytomegalovirus，CMV）是一种疱疹病毒组 DNA 病毒。巨细胞病毒性视网膜炎主要见于获得性免疫缺陷综合征及长期免疫抑制治疗的患者。多数发生于 CD4+T 细胞计数 <50 个/μl 的患者。通常双眼先后发病。发病初期临床症状轻微，可出现眼前漂浮物、暗点和闪光。视盘和黄斑受累后，可致视力下降。如未及时治疗，可导致广泛视网膜坏死和萎缩，视力严重下降。20% 的患者最终发生孔源性视网膜脱离。根据眼底表现差异，临床上可以见到两种类型：水肿型和颗粒型。需要进行抗病毒治疗，预后通常较差，如能及时治疗，可保留一定视力。

（一）眼底表现

1. 早期表现为小的白色点状浸润，类似棉绒斑。

2. 水肿型可以看到沿大血管分布的白色致密视网膜混浊，伴有散在出血，偶见血管鞘。

3. 颗粒型表现为颗粒状视网膜混浊，通常不伴有出血。

4. 两种类型病灶通常都有颗粒状边缘，代表新的病毒侵袭灶。

5. 病变进展最终会导致视网膜萎缩及颗粒状色素上皮改变。

6. 与急性视网膜坏死不同，在巨细胞病毒性视网膜炎常可以看到活动性病灶围绕中央已经萎缩的视网膜。另外，此病往往仅有轻度玻璃体炎症混浊。

（二）FFA 表现

FFA 可以发现小动脉充盈缺损、视网膜血管渗漏、视盘荧光渗漏和染色及出血，以及色素改变导致的荧光遮蔽。视网膜色素上皮萎缩处可以透见荧光。

【典型病例】

患者陆 xx，男，44 岁。

右眼渐进性视力下降两月余。40 天前眼底检查可见沿颞上大血管分布的白色致密视网膜混浊，伴有散在出血，有颗粒状边缘，颞上周边可见视网膜萎缩及颗粒状色素上皮改变（图 12-20）。

眼部检查：VOD 指数/眼前，OS1.0，IOP OD 9mmHg，OS 13mmHg，右眼无明显充血，前房闪辉（±），前房细胞（±），虹膜无结节和后粘连，晶状体透明，玻璃体腔透明，可见少许炎性细胞，眼底视盘色略淡，可见血管白线和血管鞘。视网膜可见散在出血、大片水肿、多处黄白色坏死灶、视网膜萎缩区和颗粒状色素上皮改变（图 12-21）。

荧光素眼底血管造影：FFA 显示血管无灌注或灌注不良、出血和色素导致的荧

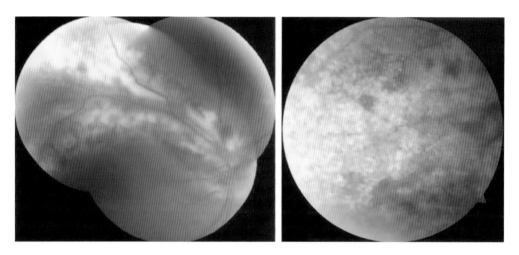

图 12-20 眼底可见沿颞上大血管分布的白色致密视网膜混浊,伴有散在出血,有颗粒状边缘,颞上周边可见视网膜萎缩以及颗粒状色素上皮改变。

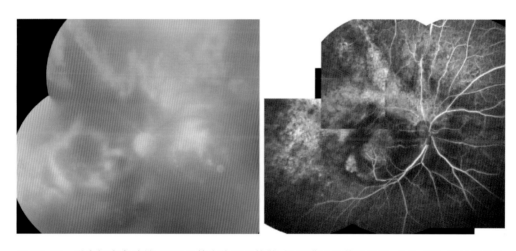

图 12-21 眼底视盘色略淡,可见血管白线和血管鞘,视网膜可见散在出血、大片水肿、多处黄白色坏死灶、视网膜萎缩区和颗粒状色素上皮改变。FFA 显示血管无灌注或灌注不良、出血和色素导致的荧光遮蔽以及视网膜色素上皮萎缩导致的透见荧光。

光遮蔽及视网膜色素上皮萎缩导致的透见荧光(图 12-21)。

全身检查:HIV 阳性。

诊断:右眼巨细胞病毒性视网膜炎。

治疗:抗病毒治疗。

六、结核性葡萄膜炎

结核性葡萄膜炎(Tuberculous uveitis)是指由于结核分枝杆菌感染导致的葡萄

膜和视网膜炎症。目前,随着对结核性葡萄膜炎认识的不断提高,以及结核在世界范围内发病率的上升,结核性葡萄膜炎再次受到越来越多的重视。结核性葡萄膜炎可以表现为肉芽肿性或非肉芽肿性前葡萄膜炎、脉络膜结核、多灶性脉络膜炎、匐行性脉络膜视网膜炎、视网膜炎及视网膜血管炎等多种类型的葡萄膜炎。除结核杆菌的直接致病作用外,由其导致的免疫反应也可能参与了疾病的发生和进展。结核性葡萄膜炎目前尚缺乏特异性的诊断方法,需要在排除其他类型葡萄膜炎的基础上,结合临床表现、实验室检查及治疗效果等进行综合判断。治疗主要采用抗结核治疗,并根据病情辅以小剂量激素。

(一)眼底表现

由于结核性葡萄膜炎可以表现为多种类型,其眼底表现也多种多样。

1. 典型的结核性脉络膜炎可看到位于脉络膜深层的结核病灶,可以表现为位于脉络膜多发、边界不清的黄白色小结节(图12-22),也可以表现为后极部局限的灰白或黄白色病变,或单个或多个大的灰白色半球状隆起。目前,临床上此类脉络膜结核并不常见。

2. 多数结核性葡萄膜炎则可能表现为多灶性脉络膜炎(图12-24)、匐行性脉络膜视网膜炎、视网膜炎及视网膜血管炎(图12-26和图12-27))等多种眼底症状。

(二)FFA 表现

1. 典型的结核性脉络膜炎 FFA 可以看到病灶区强荧光及荧光渗漏 (图12-23),视网膜血管荧光渗漏、血管壁染色及出血导致的荧光遮蔽,可出现囊样黄斑水肿和视盘强荧光及荧光渗漏。

治疗前　　　　　　　　　　　　　治疗两个月后

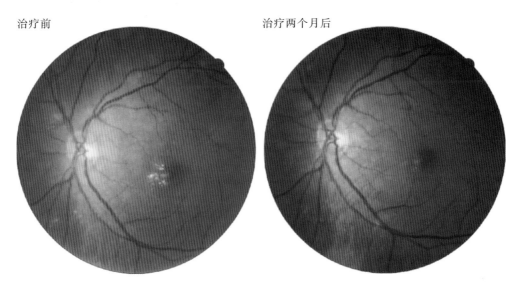

图 12-22　结核性脉络膜视网膜炎,黄斑区视网膜及血管壁可见黄白色细小病灶,隐见深层细小黄白色病灶。治疗两个月后,病灶大部分消退。

OS FA 0:36.32 ICGA 0:36.25

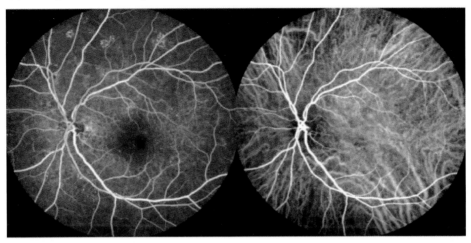

OS FA 1:19.28 ICGA 1:19.20

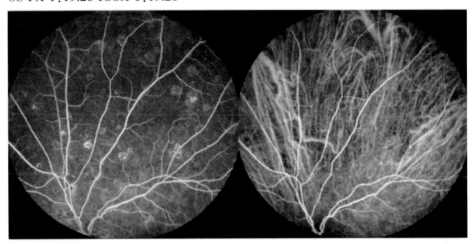

OS FA 2:50.92 ICGA 2:50.84

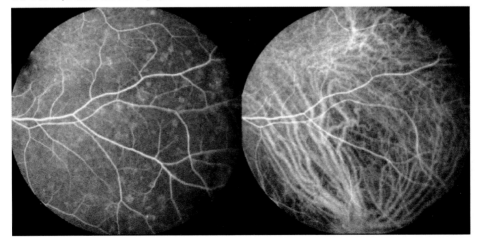

图 12-23 FFA 显示多发强荧光病灶,视盘强荧光。ICGA 显示病灶区弱荧光。(待续)

OS FA 6:17.46 ICGA 6:17-39

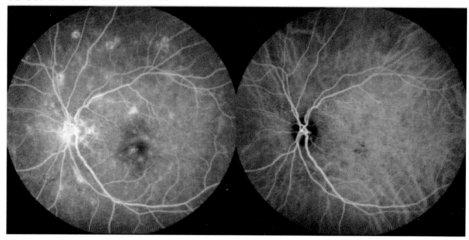

图 12-23(续)

OS FA 0:39.71　　　　　　　　　OS FA 1:10.98

OS FA 1:45.85　　　　　　　　　OS FA 10:40.93

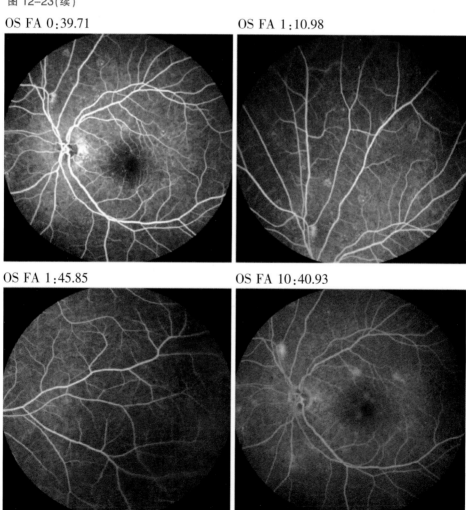

图 12-24　治疗 2 个月后,FFA 显示强荧光病灶显著减少。

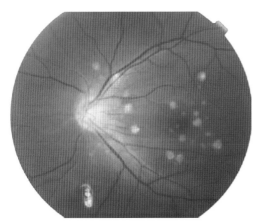

图 12-25　结核性多灶性脉络膜炎,眼底可见后极部多发圆形黄白色病灶,个别为陈旧萎缩病灶。

2. 由结核导致的多灶性脉络膜炎(图12-25)、匐行性脉络膜视网膜炎、视网膜炎及视网膜血管炎(图12-26 和图 12-28)等则呈现各自病变特征。

(三)ICGA 表现

典型的结核性脉络膜炎 ICGA 主要表现为早期弱荧光区、后期等荧光或弱荧光区(图 12-23),也可表现为中期或后期多发小的强荧光灶,以及脉络膜血管扩张、渗漏和晚期弥漫脉络膜强荧光。

【典型病例】

患者刘 xx,女,60 岁。

左眼渐进性视力下降 1 个月。糖尿病10 年,20 余岁时患有肺结核病史。眼部检查:VOD 0.6,OS 0.1,右眼眼前节正常,左眼无明显充血,前房闪辉(±),前房细胞(±),虹膜无结节和后粘连,晶状体透明,玻璃体腔透明,可见少许炎性细胞,右眼视网膜可见微血管瘤,左眼视网膜可见微血管瘤,黄斑区视网膜及血管壁可见黄白色细小病灶,隐见深层细小黄白色病灶(图 12-22)。

全身检查:肺部可见钙化灶,PPD 试验强阳性。

OS FA 0:34.73 ICGA 0:34.70

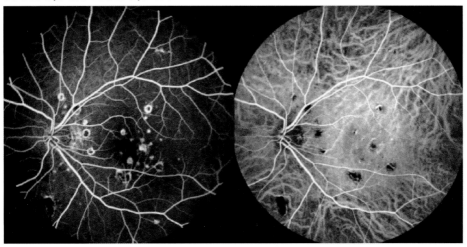

图 12-26　FFA 显示早期病灶为强荧光环,晚期强荧光环染色、荧光积存,视盘染色。ICGA 显示相应部位弱荧光黑斑。(待续)

OS FA 30:26.39 ICGA 30:26.35

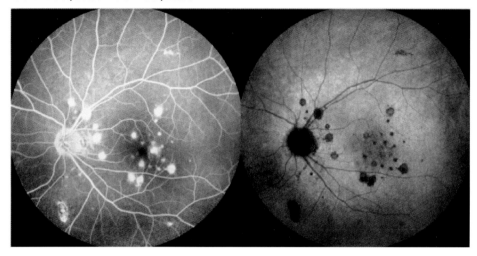

图 12-26(续)

荧光素眼底血管造影:FFA 显示多发强荧光病灶,视盘强荧光。ICGA 显示病灶区弱荧光(图 12-23)。

诊断:左眼结核性脉络膜视网膜炎。

治疗: 抗结核联合小剂量激素治疗 2 个月后,病灶大部分消退,视力提高至 0.3(图 12-22 和图 12-24)。

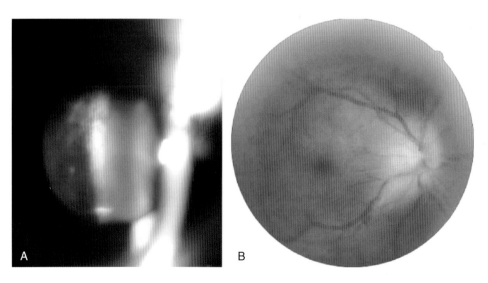

图 12-27　结核性视网膜血管炎和玻璃体炎,玻璃体白色较致密混浊(A);眼底模糊(B);抗结核治疗一个月,玻璃体混浊消失(C);眼底较清晰,可以看到视网膜血管扩张(D)。(待续)

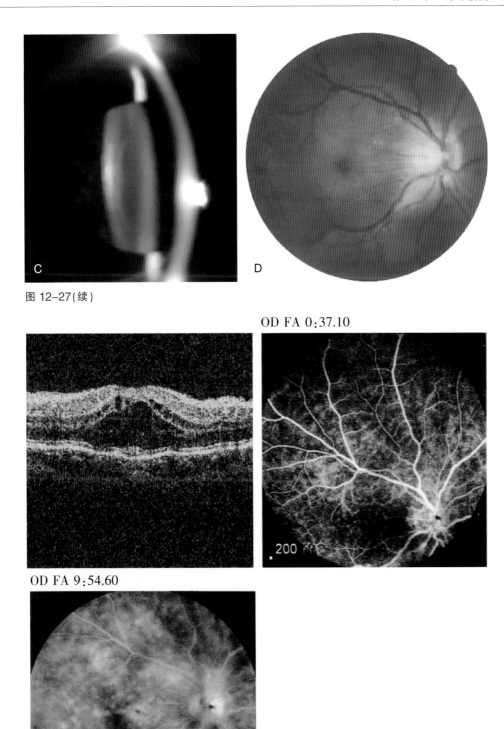

图 12-27(续)

OD FA 0:37.10

OD FA 9:54.60

图 12-28　FFA(治疗一个月后)显示视网膜血管炎及黄斑囊样水肿，可见血管扩张和微血管弥漫渗漏。

七、梅毒性葡萄膜炎

梅毒(Syphilis)是由梅毒螺旋体引起的一种性传播或血源性感染的疾病,在眼部可引起多种类型葡萄膜炎。梅毒分为先天性梅毒和获得性梅毒两种类型。先天性梅毒患儿通常在出生6个月后可以发生急性虹膜睫状体炎和脉络膜视网膜炎。获得性梅毒所导致的葡萄膜炎在临床上表现形式多种多样,可表现为前葡萄膜炎、中间葡萄膜炎、多灶性脉络膜视网膜炎、视网膜炎、神经视网膜炎、视网膜血管炎及全葡萄膜炎等多种类型。诊断根据临床表现和梅毒血清学检查可以确诊,青霉素等对梅毒螺旋体敏感的抗生素是主要治疗药物,早期正确治疗可以获得较好视力预后。

(一)眼底表现

先天性梅毒引起的脉络膜视网膜炎眼底多出现"椒盐样"改变,表现为陈旧性脉络膜视网膜炎伴色素上皮增殖和萎缩。获得性梅毒导致的后部葡萄膜炎通常伴有玻璃体炎性混浊,眼底表现如下:

1. 多灶性脉络膜视网膜炎较为常见,典型表现为点状或片状视网膜灰黄色或灰白色病变,偶伴浆液性视网膜脱离(图12-29)。

2. 另一常见类型为视网膜炎,表现为局灶性或弥漫性视网膜水肿,可以看到圆点状渗出,也可伴视盘水肿,出现神经视网膜炎表现(图12-30)。

3. 视网膜血管炎较为少见,动静脉均可受累,表现为血管鞘、血管闭塞、出血、渗出和黄斑水肿。

4. 梅毒性中间葡萄膜炎主要表现为玻璃体炎症反应和周边部视网膜血管炎,可伴有视盘水肿和黄斑水肿。

5. 也有出现后极部鳞状脉络膜视网膜炎的报道,表现为后极部色素上皮水平

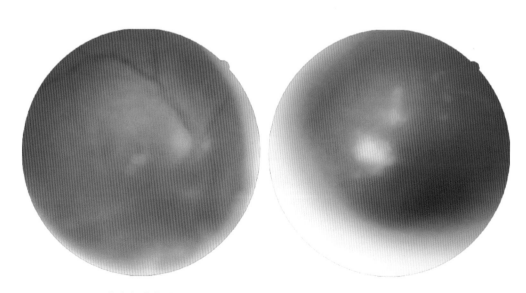

图12-29　梅毒性葡萄膜炎,严重玻璃体混浊,周边视网膜可见多发点片状灰黄色病灶。

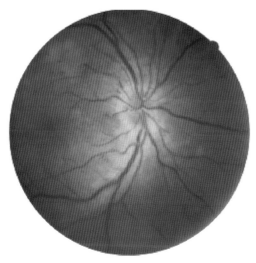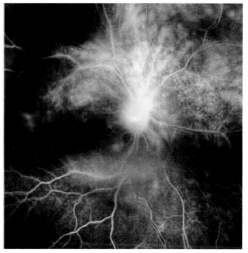

图 12-30 梅毒性葡萄膜炎,眼底可见视盘轻度充血,视盘颞上视网膜水肿,少许出血点。FFA 显示视网膜血管渗漏,视盘染色。

鳞状病变。

(二)FFA 表现

梅毒葡萄膜炎的 FFA 表现不具有特异性,但对判断病情有一定价值。可以发现视网膜血管扩张和荧光素渗漏、视盘染色、囊样黄斑水肿及视网膜色素上皮脱失(图 12-29 和图 12-30)。

【典型病例】

患者张 xx,男,45 岁。

右眼视力突然下降 1 月余,诊为葡萄膜炎,给予激素治疗无效。眼部检查:眼前节无炎症,晶状体透明,玻璃体少许炎症细胞,眼底视盘轻度充血,视盘颞上视网膜水肿,少许出血点(图 12-30)。

全身检查:梅毒阳性。

荧光素眼底血管造影:示视网膜血管渗漏,视盘染色(图 12-30)。

诊断:右眼梅毒性葡萄膜炎。

治疗:敏感抗生素联合小剂量激素治疗。

(张晓敏)

参考文献

1. 杨培增,葡萄膜炎诊断与治疗.北京:人民卫生出版社,2008.

2. Nussenblatt RB, Whitcup SM. Uveitis: fundamentals and clinical practice. 2010, Elsevier

3. 杨庆松,卢宁,张凤 译,眼底荧光血管造影图谱.北京:人民卫生出版社,2006.

4. Meleth AD, Sen HN. Use of fundus autofluorescence in the diagnosis and management of uveitis. Int Ophthalmol Clin. 2012 Fall;52(4):45-54.

5. Herbort CP, Mantovani A, Papadia M. Use of indocyanine green angiography in uveitis. Int Ophthalmol Clin. 2012 Fall;52(4):13-31.

6. Agrawal RV, Biswas J, Gunasekaran D. Indocya-

nine green angiography in posterior uveitis. Indian J Ophthalmol. 2013 Apr;61(4):148–59.

7. Knecht PB, Mantovani A, Herbort CP. Indocyanine green angiography –guided management of Vogt –Koyanagi –Harada disease: differentiation between choroidal scars and active lesions. Int Ophthalmol. 2013 Oct;33(5):571–7.

8. Chee SP, Jap A. The outcomes of indocyanine green angiography monitored immunotherapy in Vogt–Koyanagi–Harada disease. Br J Ophthalmol. 2013 Feb;97(2):130–3.

9. Yu HG, Kim MJ, Oh FS. Fluorescein angiography and visual acuity in active uveitis with Beh?et disease. Ocul Immunol Inflamm. 2009 Jan–Feb;17(1): 41–6.

10. Gupta V, Gupta A, Dogra MR. Posterior sympathetic ophthalmia: a single centre long–term study of 40 patients from North India. Eye (Lond). 2008 Dec;22(12):1459–64.

11. Yeh S, Forooghian F, Faia LJ, Weichel ED, Wong WT, Sen HN, Chan –Kai BT, Witherspoon SR, Lauer AK, Chew EY, Nussenblatt RB. Fundus autofluorescence changes in cytomegalovirus retinitis. Retina. 2010 Jan;30(1):42–50.

12. Ducommun MA, Eperon S, Khonkarly MB, Cavassini M, Guex–Crosier Y. Long–term close follow–up of chorioretinal lesions in presumed ocular tuberculosis. Eur J Ophthalmol. 2012 Mar –Apr;22 (2): 195–202.

13. Papadia M, Herbort CP. Unilateral papillitis, the tip of the iceberg of bilateral ICGA–detected tuberculous choroiditis. Ocul Immunol Inflamm. 2011 Apr;19(2):124–6.

14. Balaskas K, Sergentanis TN, Giulieri S, Guex –Crosier Y. Fluorescein and indocyanine–green angiography in ocular syphilis: an exploratory study. Graefes Arch Clin Exp Ophthalmol. 2012 May; 250(5):721–30.

15. Balaskas K, Sergentanis TN, Giulieri S, Guex –Crosier Y. Fluorescein and indocyanine–green angiography in ocular syphilis: an exploratory study. Graefes Arch Clin Exp Ophthalmol. 2012 May; 250(5):721–30.

第 13 章

玻璃体视网膜手术后眼底改变

目前玻璃体视网膜手术是眼底病治疗的重要手段，在手术过程中视网膜光凝、冷凝、巩膜加压术、视网膜前膜的剥除、内界膜剥除等经常会用到，经过这些治疗后，眼底结构、功能等也发生了相应改变。本章重点介绍，玻璃体视网膜手术前视网膜自身病变的情况，如视网膜变性、脱离等，以及经过手术相关治疗后的改变。关于血管性疾病的改变在相关章节已有介绍，本章不再赘述。

一、视网膜变性和视网膜脱离的荧光改变

(一)压迫白、非压迫白

1.**眼底表现**：压迫白和非压迫白变性存在于锯齿缘附近与视网膜囊样变相连呈带状，或存在于赤道部和锯齿缘之间呈孤立的岛状(图 13-1)。

2.**FFA 表现**：周边视网膜压迫白和非压迫白无异常表现，有些在玻璃体视网膜牵拉区表现为斑片状强荧光和荧光渗漏。

视网膜和脉络膜循环正常(图 13-1)。

3.**自发荧光表现**：非压迫白变性区表现为弱的自发荧光(图 13-2)。

(二)周边视网膜囊样变性

1.**眼底表现**：在周边视网膜锯齿缘附近可见囊样变，延伸至赤道部。视网膜隆起，厚度是正常视网膜数倍。累及视网膜表面呈格子状或树枝状。视网膜囊样变性下面色素上皮显示不明显。

2.**FFA 表现**：早期和晚期视网膜和脉络膜循环均无异常。未见荧光渗漏。

(三)格子样视网膜变性

1.**眼底表现**：病变经常和不正常的脉络膜视网膜色素沉积有关，严重的格子样变性可见不正常的色素(图 13-3)。

2.**FFA 表现**：FFA 表现各异。早期或轻度视网膜改变的病例未见显著变化。在中重度视网膜改变的病例中，病变网膜低灌注或无灌注。格子样变性区前后均有一平行的境界不明的弱荧光区，而强荧光多在检眼镜下的格子样变性区内。视网膜动

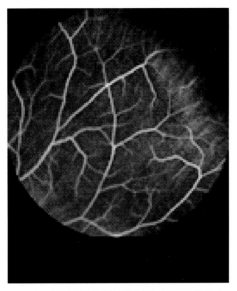
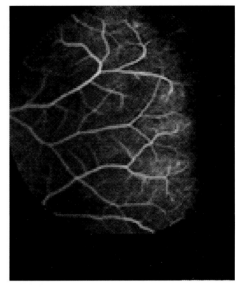
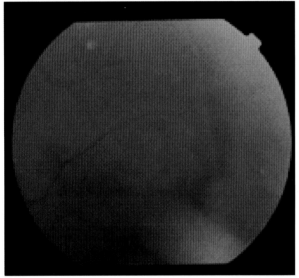

图 13-1　周边视网膜压迫白和非压迫白无异常表现,有少量的强荧光。

脉分支延伸至病变后缘开始变狭窄、变细。严重的病例,视网膜动脉自病变区的后缘完全闭塞。

　　3.自发荧光表现:眼底 AF 检查结果显示,表现为与眼底病变范围一致且边界清晰的异常荧光表现,病变边界呈强荧光,病变区中间呈弱荧光及无自发荧光。大部分眼底自发荧光与变性区范围一致

的边界清晰的强荧光中间夹杂斑片状弱荧光及无荧光(图 13-4)。

(四)获得性视网膜劈裂

　　1.眼底表现:颞侧周边视网膜囊样隆起。视网膜隆起呈半透明、内壁凸起。视网膜劈裂的内壁菲薄、雪花状混浊。内壁视网膜血管鞘并有阻塞。外壁不平,呈敲击

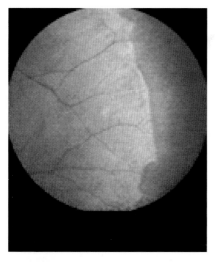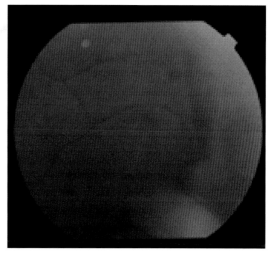

图 13-2 非压迫白变性区表现为低的自发荧光。

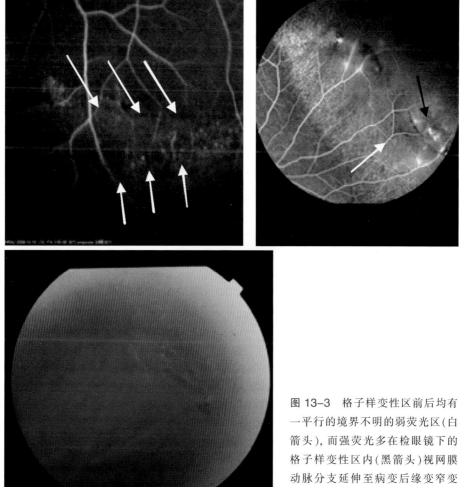

图 13-3 格子样变性区前后均有
一平行的境界不明的弱荧光区(白
箭头),而强荧光多在检眼镜下的
格子样变性区内(黑箭头)视网膜
动脉分支延伸至病变后缘变窄变
细。

金属样外观。

2.FFA 表现：在轻中度病变，视网膜劈裂及周围区域显示视网膜动静脉充盈正常。尽管如此，在重度病变时，视网膜劈裂区域的小动脉和小静脉无灌注。有时，在视网膜劈裂和正常视网膜的交接区可见荧光渗漏，渗漏来源于深层视网膜破裂的毛细血管，导致染色聚集于囊腔。视网膜劈裂外的脉络膜循环无异常。视网膜外层断裂的区域可见脉络膜荧光增强。

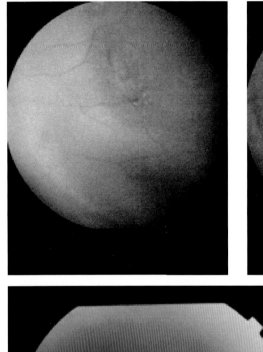
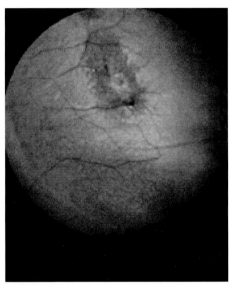
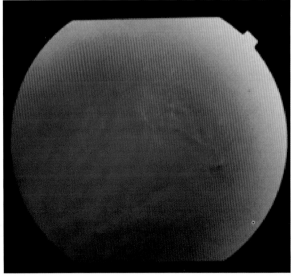

图 13-4　病变区中间呈弱自发荧光及无自发荧光，病变边界呈强荧光。

(五)视网膜裂孔

1.眼底表现:视网膜孔可单个或多个。裂孔区可见色素上皮层和脉络膜的橘红色。孔周围视网膜和脉络膜萎缩(图 13-5)。

2.FFA 表现:裂孔周围供应视网膜的动脉充盈正常。裂孔和周围区域的毛细血管无灌注,提示缺血。所有病例显示视网膜静脉回流延迟,一些病例中显著延迟。没有动静脉短路、微血管瘤或荧光渗漏。脉络膜充盈模式异常。视网膜裂孔下脉络膜色暗,较大的脉络膜血管几乎无灌注。这些暗区充盈时,呈斑驳状。暗区的范围,可为裂孔大小或者裂孔大小的数倍,与孔周视网膜浅脱离存在与否无关。脉络膜毛细血管充盈时,暗区和孔周明亮的脉络膜背景对比增强。孔周强荧光带,提示色素萎缩区周围的视网膜色

素上皮变薄。色素增殖区无脉络膜荧光(图 13-5)。

(六)裂孔源性视网膜脱离

1.眼底表现:视网膜呈灰白色隆起,视网膜血管有漂浮感(图 13-6)。

2.FFA 表现:

(1)在视网膜血管充盈正常时,脱离视网膜的血管充盈通常变慢,视网膜毛细血管扩张,视网膜血管荧光消退延迟。

(2)较陈旧的视网膜脱离,视网膜静脉和毛细血管部分渗漏(图 13-7)。

(3)视网膜脱离较长时间的病例,有的会有新生血管形成。

(4)部分病例出现动静脉短路,脉络膜循环无明显异常。

(5)视网膜复位术后 2~4 周后:①透热区或冷冻区强荧光,是巩膜通过萎缩

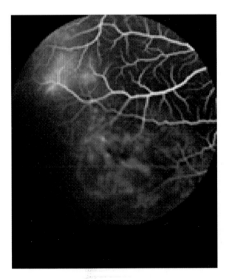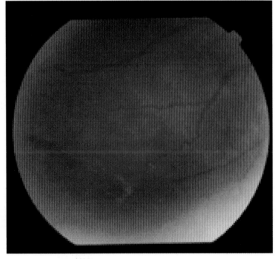

图 13-5 裂孔和周围区域的毛细血管无灌注,裂孔边缘有时可见荧光渗漏,视网膜裂孔相对于周围完整的视网膜,呈弱荧光,孔周强荧光带。

的 RPE 所致的透见荧光。②色素增殖区弱荧光。③眼底治疗区无视网膜灌注和渗漏。

术后几个月,视盘和后极部视网膜毛细血管持续荧光渗漏。

二、玻璃体视网膜手术后眼底改变

(一)光凝斑

1.眼底表现

(1)激光术后1小时光凝斑视网膜结构变化:眼底照相显示光斑中央有一白斑,外围有灰晕。光凝斑的频域OCT扫描层面上可见神经感觉层增厚,反光增强(图13-8)。

(2)激光术后1~2周光凝斑视网膜结果变化:眼底照相显示光斑呈现灰色,色素紊乱,析出或增殖。

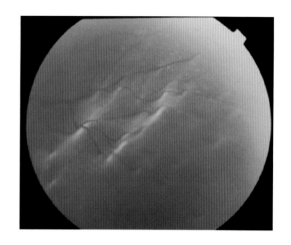

图 13-6 视网膜呈灰白色隆起,视网膜血管有漂浮感。

(3)激光术后1~6个月光凝斑:显示激光斑呈现灰色,色素析出增殖明显。

(4)激光术后6~12个月光凝斑:眼底照相显示激光斑色素沉着加重。

2.FFA 表现:视网膜光凝斑中央为弱荧光,光凝斑边缘可见荧光着染(图13-9)。

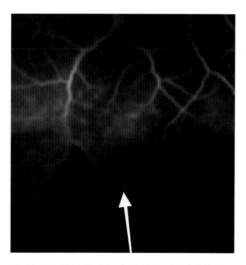

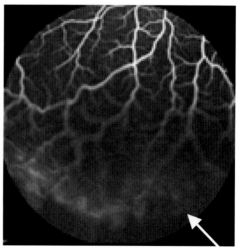

图 13-7 视网膜毛细血管扩张,视网膜静脉和毛细血管部分渗漏。(待续)

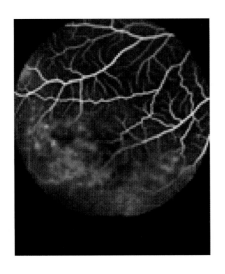
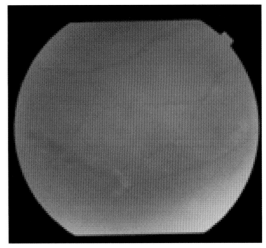

图 13-7(续)

3.自发荧光表现

(1)激光术后 1 小时光凝斑视网膜结构变化:FAF 显示为多个自发荧光信号减低的圆形区域。光凝斑的频域 OCT 扫描层面上可见神经感觉层增厚,反光增强(图 13-5)。

(2)激光术后 1~2 周光凝斑视网膜结

果变化:FAF 图像表现为中心略暗,周围自发荧光显著增强的圆形区域。

(3)激光术后 1~6 个月光凝斑视网膜结果变化:FAF 图像表现为中心强自发荧光,周围自发荧光环形减弱的圆形区域(图 13-10)。

(4)激光术后 6~12 个月光凝斑视网

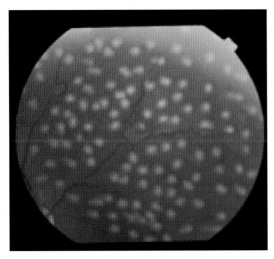
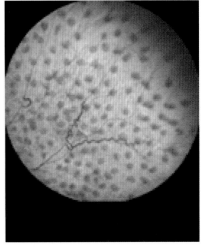

图 13-8　激光术后 1 小时眼底照相显示光凝斑中央有一白斑,外围有灰晕。FAF 显示为多个自发荧光信号减低的圆形区域。光凝斑的 OCT 扫描层面上可见神经感觉层增厚反光增强。(待续)

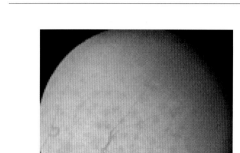
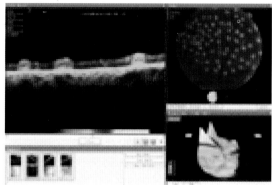

图 13-8(续)

膜结果变化:FAF 图像表现为周围环形弱荧光区域面积扩大，中心强荧光范围缩小,呈孤岛状图(13-11)。

(二)冷凝斑

1.眼底表现:新鲜的冷凝斑表现为淡淡的灰白色,陈旧的冷凝斑可见斑片状色素沉着(图 13-12)。

2.FFA 表现:冷凝裂孔周围局部 FFA 呈现斑片状荧光素渗漏(图 13-13)。

3.ICGA 表现:ICGA 发现冷凝后裂孔部位脉络膜血管扩张明显，边缘非常模糊，晚期呈强荧光，排空显著延迟（图 13-14）。

4.自发荧光:自发荧光检查显示,冷冻区视网膜色素上皮(RPE)萎缩部位 AF 消失者占 32.6%;出现密度不均的 AF 增强区域,内部相间散在的弱 AF 分布者占 67.4%。RPE 萎缩面积在视网膜裂孔面积 2~4 倍者占 23.9%;RPE 萎缩面积在视网膜裂孔面积 2 倍以内者占 56.5%(图 13-15)。

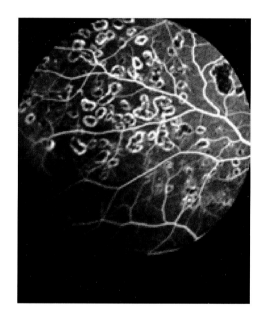

图 13-9 视网膜光凝斑中央为弱荧光,光凝斑边缘可见荧光着染。

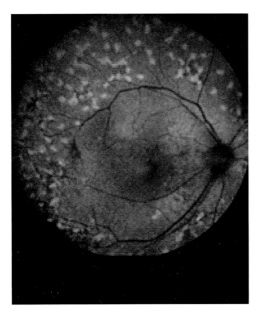
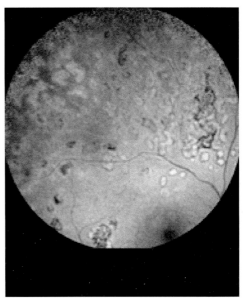

图 13-10　激光术后 4 个月,FAF 图像表现为中心强自发荧光,周围自发荧光环形减弱的圆形区域。

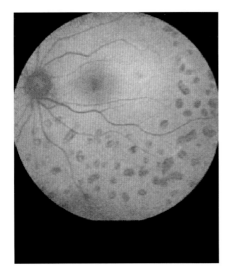
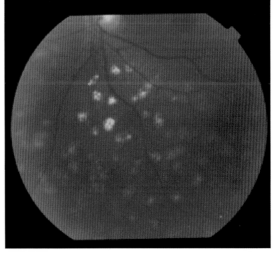

图 13-11　激光术后 12 个月光凝斑视网膜结果变化,FAF 图像表现为周围环形弱荧光区域面积扩大,中心强荧光范围缩小。

(三)加压嵴

1.眼底表现:加压嵴表现为高出视网膜的实性隆起(图 13-16)。

2.FFA 表现:加压嵴上 FFA 有透见荧光。

3.ICGA 表现

(1)术后加压嵴上均有不同程度脉络

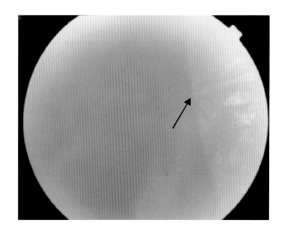

图 13-12   陈旧的冷凝斑可见斑片状色素沉积。

膜血管扩张。

　　(2)脉络膜充盈缺损,尤以外垫硅胶海绵部位更明显(图 13-17)。

　　4. 自发荧光:加压嵴导致 RPE 的 AF 强荧光。巩膜加压或环扎嵴处可出现视网膜 AF 强荧光(图 13-15)。

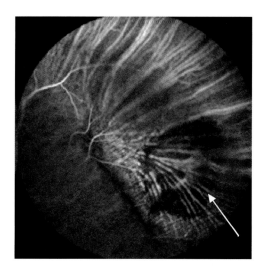

图 13-14   冷凝后裂孔部位脉络膜血管扩张明显。

(四)视网膜内界膜剥除术后

　　1.眼底表现:视网膜内界膜剥除一般用于黄斑裂孔的手术治疗,成功剥除内界

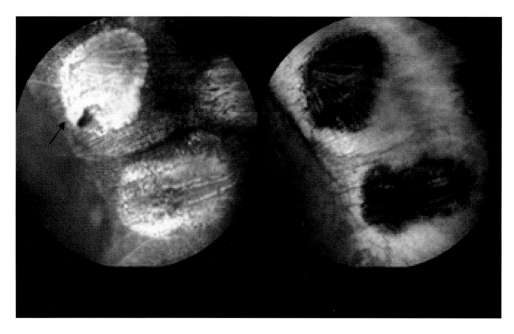

图 13-13   冷凝裂孔周围局部 FFA 有斑片状荧光素渗漏。

膜术后,检眼镜下没有特殊表现。

2.FFA 表现:ICG 辅助 PPV 手术后的眼底荧光分布具有其特殊性。近红外眼底荧光(NIR—FF),检查显示黄斑部均可观察到类圆形弱荧光区域,而视盘处呈现强荧光状态。在黄斑裂孔表现为强荧光信号,而脉络膜视网膜萎缩区域为弱荧光信号。术后 1 个月中心凹自发荧光的强荧光消退,在后极低荧光区可见 ICG 的强荧光。术后 3 个月黄斑裂孔可见弱

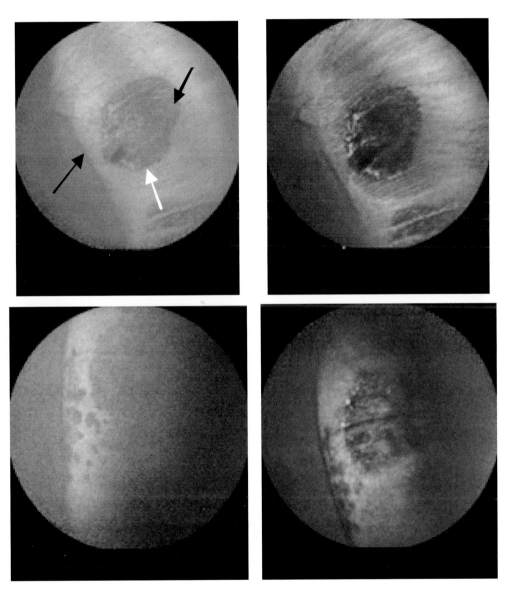

图 13-15　冷冻区视网膜色素上皮(RPE)萎缩部位 AF 消失(白箭头),巩膜加压嵴处出现视网膜 AF 强荧光(黑箭头)。

的 ICG 信号。

3.自发荧光:没有使用 ICG 辅助视网膜内界膜剥除术后,没有特异的 ICG 荧光,内界膜剥除边界可见强的自发荧光,黄斑裂孔处自发荧光略弱(图 13- 18)。

(张珑俐)

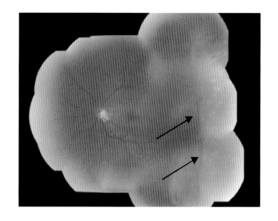

图 13-16 视网膜脱离术后手术加压嵴。

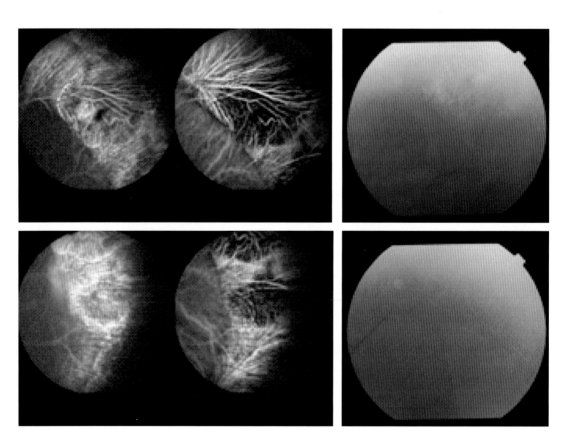

图 13-17 手术嵴上部分脉络膜充盈不完全或缺损。

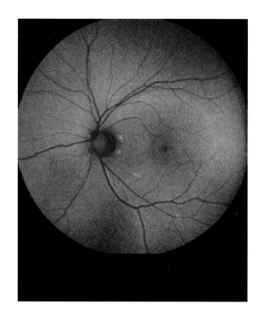

图 13-18　内界膜剥除边界可见强的自发荧光,黄斑裂孔处自发荧光略弱。

参考文献

1. Tolentino FI, Lapus JV, Novalis G, et al. Fluorescein angiography of degenerative lesions of the peripheral fundus and rhegmatogenous retinal detachment. Int Ophthalmol Clin,16 (1):13-29, 1976.

2. Framme C, Roider J. Immediate and long-term changes of fundus autofluorescence in continuous wave laser lesions of the retina. Ophthalmic Surg Lasers Imaging,35(2):131-138,2004.

3. Framme C, Walter A, Prahs P, et al. Structural changes of the retina after conventional laser photocoagulation and selective retina treatment (SRT) in spectral domain OCT. Curr Eye Res,34 (7):568-579,2009.

4. Muqit MM, Gray JC, Marcellino GR, et al. Fundus autofluorescence and Fourier-domain optical coherence tomography imaging of 10 and 20 millisecond Pascal retinal photocoagulation treatment. Br J Ophthalmol,93(4):518-525,2009.

5. 雷春灵,俞江,朱赛林.视网膜脱离复位术后吲哚青绿与荧光素眼底血管造影.中华眼底病杂志,16(1):17-19,2000.

6. 马进,Motern C.Moe,Bragadottir Ragnheidur,周边自身荧光检查对孔源性视网膜脱离巩膜扣带手术的评估.中华眼底病杂志,27 (4):331-334,2011.

7. Smith RT, Gomes NL, Barile G, et al. Lipofuscin and autofluorescence metrics in progressive STGD. Invest Ophthalmol Vis Sci, 50 (8):3907-3914, 2009.

8. 华瑞,陈亢,柳力敏,等.吲哚青绿染色视网膜内界膜剥离手术后近红外光荧光特点及临床意义.中华眼底病杂志,2012,28(2):149-152.

9. Kersey TL, Bolton A, Patel CK. Serial autofluorescence imaging over two years following indocyanine green-assisted internal limiting membrane peel for macular hole. Clin Experiment Ophthalmol, 33(5):538-539,2005.

第 14 章

外伤性视网膜脉络膜病变

眼是人体暴露的重要器官之一,各种直接或者间接的外伤都可能导致眼部损伤,特别是视神经、视网膜及脉络膜的损伤,如果不能得到及时、正确的诊断和治疗,将会造成严重的后果。随着眼底荧光造影技术的发展和成熟,使得研究者对于这类疾病在传统的裂隙灯检眼镜及 B 超检查之外,在血管层面及组织屏障层面的病变上有了更深一层的认识。与眼底荧光血管造影检查相关的外伤性视网膜脉络膜病变包括脉络膜破裂、色素上皮撕裂、远达性视网膜病变、Valsalva 视网膜病变及不同位置的视网膜出血、视网膜裂孔和视神经挫伤。

一、脉络膜破裂

脉络膜破裂最早是由 Von Graefe 于 1854 年描述的。由于脉络膜含有丰富的血管和色素细胞,对外力冲击的耐受性较视网膜差,当眼球受到从前面来的外力的冲击时,作用力通过玻璃体传到后极部时,坚硬的巩膜在其外面又有抵抗作用,使脉络膜在内外两个方向作用力下而发生损伤,包括脉络膜层、bruch 膜和视网膜色素上皮的断裂,同时伴有不同程度的出血。急性期常常伴有严重的视力下降。根据损伤的力量分为两类,一类是弥散的冲击力造成的间接性脉络膜裂伤,这类外伤多发生于眼球后极部视盘附近;另一类为局限性的作用力造成的损伤,有直接的损伤,常发生于眼球前部受外力冲击的部位,平行于锯齿缘,也可合并后极部间接的脉络膜裂伤。本章我们主要探讨后极部的脉络膜破裂。

(一)眼底表现

脉络膜破裂可单一,或多发,多位于眼底后极部及视盘周围。外伤后早期,脉络膜破裂处常为出血掩盖。出血吸收后,眼底后极部可见淡黄色新月形裂痕(图14-1),凹面向着视神经盘,视网膜血管横行其上,局部脉络膜及视网膜水肿,并有出血,晚期可见色素堆集。外伤严重的可导致脉络膜血管破裂,出血突破视网膜进入玻璃体内,出血吸收后显露出白色的瘢

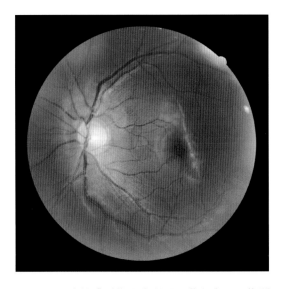

图 14-1　脉络膜裂伤眼底彩图。黄斑中心凹偏颞侧可见大约 4mm 长淡黄色线性瘢痕，表面可见视网膜血管跨行。

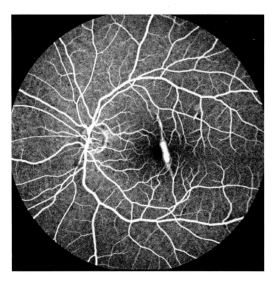

图 14-2　脉络膜裂伤荧光造影图像。黄斑区可见线性强荧光，其间无血管和组织影像。

痕组织。

(二)FFA 表现

脉络膜破裂导致视力下降的主要原因在于破裂发生的位置是否累及黄斑中心凹，同时晚期是否有视网膜下的新生血管生成。新生血管通常于受伤后数月甚至数年形成，可伴有出血性或浆液性视网膜脱离。由于脉络膜组织的破裂及相应位置色素上皮的损伤，早期对应处为相对强荧光，可以透见大的脉络膜血管，或者该处的血管影像消失，为均一的相对强荧光（图 14-2）。随后，由于脉络膜破裂处的组织和相应部位的巩膜组织着色，呈现强荧光。色素上皮增生的区域表现为遮蔽荧光。新生血管出现的位置表现同脉络膜新生血管。

二、视网膜裂孔

外伤所引起的视网膜裂孔主要分为两部分，一部分是穿通性眼外伤所导致的视网膜的机械破坏形成的裂孔。另一类是闭合性眼外伤时外力作用于眼球，导致眼球前后方向的强力压迫，引起视网膜赤道部的侧向扩张和对玻璃体基底部的牵拉力。作用于玻璃体基底部的外力可以导致锯齿缘截离，作用于原本薄弱的视网膜，如格子样变形区的外力就导致变性区内以及边缘的裂孔产生乃至视网膜脱离形成。此外，还有一类是由于外伤引起的黄斑裂孔。在原有变性区出现的裂孔与原发性视网膜裂孔并无特殊之处，前边章节已有叙述。这里我们主要谈一下闭合性眼外伤导致的黄斑裂孔。

眼底表现及 FFA 表现

外伤所导致的黄斑裂孔主要有两个原因:一个是玻璃体的急性牵拉;另外一个是外伤后由于黄斑缺血导致的黄斑变性、黄斑囊样水肿破裂形成。眼底检查可见黄斑部有一圆形或者椭圆形红色区,一般小于 1PD,可伴有其他外伤相应的表现。造影检查同特发性黄斑裂孔,表现为"窗样缺损"。

三、远达性视网膜病变

远达性视网膜病变(Purtscher's retinopathy)是在胸部受严重的挤压伤或者粉碎性骨折后或者急性胰腺炎后发生的一种特殊的视网膜病变。多发生于伤后第 2~4 天或者更长时间,单眼或双眼视网膜出现特殊形态的渗出,伴有水肿和出血。1910 年 Purtscher 做了详细的观察而得名。视网膜的病变的原因可能与上腔静脉内压力增高导致的血管微梗死有关。

(一)眼底表现

眼底改变多见于单眼或双眼视网膜出现特殊形态的渗出,可以是散在的,也可以融合成片,以后极部和视盘周围明显,同时可伴有神经纤维层的出血,甚至也可以是视网膜前的出血。患者的中心视力损害程度视黄斑受累程度而定,多数患者视力受到严重损伤,降至 0.1 以下。轻症者渗出性变化约在 4~6 周后逐渐消失,眼底可恢复正常,但常遗留轻度色素紊乱,严重者出现视神经萎缩。

(二)FFA 表现

急性期可见渗出相应部位的荧光渗漏,受损区域大片的无灌注区,对应位置视网膜血管扩张、渗漏;晚期病变区视网膜着染。

四、Valsalva 视网膜病变

Valsalva 视网膜病变是由 Duane 在 1972 年首次提出的。其是由于用力提拉、推举重物,呕吐、咳嗽、哭泣、憋气、用力排便等动作时,声门关闭,胸、腹腔内压力急剧升高(Valsalva 动作),静脉回心血量下降,心搏出量下降,从而导致外周静脉压急剧升高,压力传导至眼内以致视网膜毛细血管破裂出血。出血量的不同和出血的位置导致临床症状不同。当出血位于黄斑区及附近的内界膜下时,或者大量出血突破内界膜导致玻璃体积血时,可严重影响视力。

(一)眼底表现

根据出血量的不同临床表现也不同,新鲜的出血表现为圆形、椭圆形出血区。大量出血可突破内界膜导致玻璃体积血,随时间发展,内界膜下出血可逐步吸收,表现为视网膜前舟样出血。

(二)FFA 表现

FFA 表现为出血对应区的荧光遮蔽。

五、视网膜挫伤

闭合性眼外伤导致的视网膜水肿包括两类：一类为轻度的损伤，视力多为轻中度的下降，伤后视网膜水肿在 1~2 周很快消失，视力恢复正常。早期荧光血管造影可以表现为轻度弱荧光，可能与视网膜水肿遮蔽部分荧光相关。视力恢复后，可表现为完全正常的造影图像。此类病变我们称为视网膜震荡。另一类为重度的视网膜损伤，我们称其为视网膜挫伤。这类患者视力往往严重下降，并且出现一系列相应的眼底和荧光血管造影的改变。

(一)眼底改变

伤后视网膜呈现乳白色水肿混浊，可伴有不同程度视网膜出血。伤后半月水肿可大部分吸收，但损伤区出现色素改变，包括色素脱失、色素紊乱与增殖。

(二)FFA 表现

由于视网膜水肿早期造影表现为弱荧光，而视网膜水肿恢复后表现为视网膜的荧光渗漏，对应渗漏区可见色素上皮的变性和萎缩。

（苏龙）

参考文献

1. Ferenc Kuhn, Dante J.Pieramici. Ocular Trauma Principles and Practice. Thieme New York, Thieme Medical Publishers, Inc, 2002.

2. Miguel AI, Henriques F, Azevedo LF, et al. Systematic review of Purtscher's and Purtscher–like retinopathies. Eye, 27(1):1-13, 2013.

3. 李筱荣, 张红. 荧光素眼底血管造影手册. 天津: 天津科技翻译出版公司, 2007 年.

第 15 章

全身疾病的眼底表现

许多全身疾病在眼底都有相应表现，视网膜血管是全身唯一可以直接看到的血管。因此，眼底检查常对全身疾病诊治有一定指导意义。

一、高血压与动脉硬化

高血压是指收缩压或舒张压升高的临床综合征。

(一)眼底表现

1. 动脉狭窄(图 15-1)：反光增强、动静脉比变化、铜丝样动脉，直至血管白鞘。

2. 动静脉交叉征(图 15-2)：包括静脉隐蔽、拱桥、变尖、远端肿胀等。

3. 视网膜水肿、出血斑、棉絮斑及硬性渗出(图 15-3)。

4. 视神经盘水肿(图 15-4)、视神经萎缩等。

(二)FFA 表现

1. 动脉狭窄。

2. 视网膜出血时，表现为荧光遮蔽。

3. 视盘水肿时，表现为视盘强荧光。

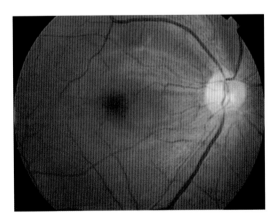

图 15-1 视网膜动脉普遍细窄，反光增强，动静脉比 1:3。

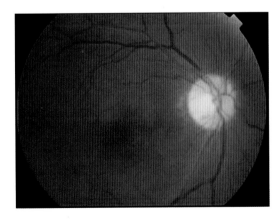

图 15-2 视网膜颞上支动脉轻度压迫静脉(Salus征：交叉处静脉隐蔽并有偏向)。

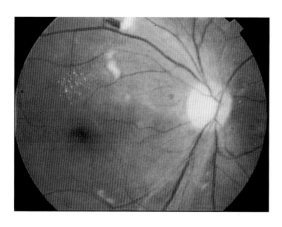

图 15-3 视网膜动脉管径大致正常，颞上支动脉旁可见小线状出血、片状棉絮斑及硬性渗出。

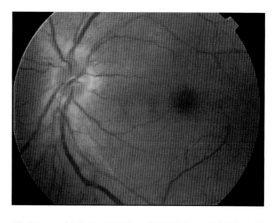

图 15-4 视盘边界模糊，轻度隆起，视网膜动脉细，静脉充盈，颞下支动脉压迫静脉。

4. 色素上皮脱色素，表现为窗样缺损（Elsching 斑）。

5. 脉络膜毛细血管斑块状无灌注（图 15-5）。

目前，通用的高血压视网膜病变分级采用 Scheie 分类法（1953 年）：Ⅰ级指视网膜小动脉普遍轻度变细；Ⅱ级指视网膜小动脉狭窄明显及局部管径不规则；视网膜出现出血、渗出、棉絮斑为Ⅲ级；出现视盘水肿则为Ⅳ级。当视网膜病变明显，尤其有视盘水肿时，常表示心、脑、肾等靶器官已有不同程度的损害。高血压患者眼底病变越重，心、肾受损发生率越高。

二、风湿免疫疾病

（一）系统性红斑狼疮

系统性红斑狼疮（Systemic Lupus

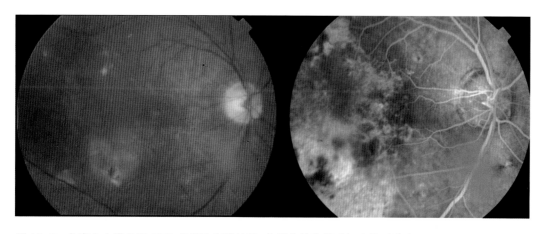

图 15-5 色素上皮脱色素，FFA 表现为窗样缺损，伴部分脉络膜毛细血管无灌注。

Erythematosus，SLE）为系统性免疫病，在眼部可累及眼睑，继发干燥综合征、视网膜血管病、视神经病变等。

1.眼底表现

（1）眼底表现多样。

（2）视网膜动脉阻塞（图 15-6）。

（3）视网膜静脉阻塞。

（4）视网膜血管周围炎症（图 15-7）、血管白鞘等。

（5）视网膜出血：包括火焰状出血、视网膜前出血（图 15-6）、玻璃体积血等。

（6）棉絮斑：由视网膜毛细血管前

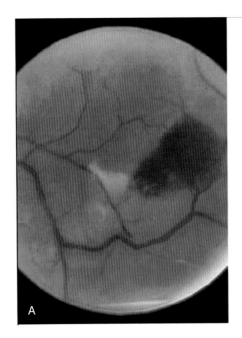
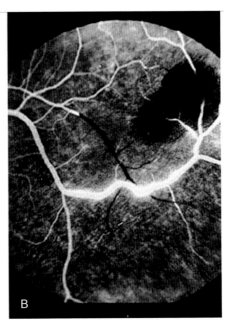

图 15-6　SLE。视网膜片状出血，血管充盈粗细不匀，FFA 显示动脉充盈前锋、静脉管壁渗漏、出血区荧光遮蔽。

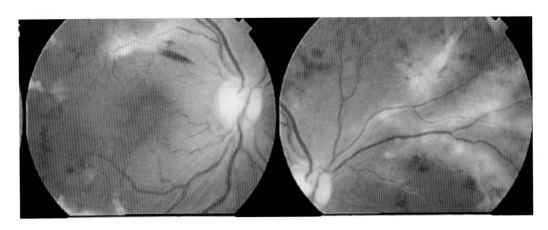

图 15-7　SLE。可见双眼视网膜血管周围渗出。

动脉血管炎性闭塞,毛细血管床缺血引起。

2.FFA 表现

(1)动脉阻塞可表现为动脉充盈前锋(图 15-6)。

(2)静脉阻塞可表现为相应区域无灌注。

(3)视网膜血管周围荧光素渗漏(图 15-7)。

(4)出血区域表现为荧光遮蔽(图 15-6)。

(二)抗磷脂综合征

抗磷脂综合征(anti–phospholipid syndrome,APS)是一组临床表现为血栓形成、习惯性流产、血小板减少的临床症状的总称。其眼底表现与血栓形成和血小板减少等因素有关。FFA 出现相应表现。

眼底表现

(1)视网膜出血。

(2)视网膜动脉栓塞(图 15-8)。

(3)视网膜静脉栓塞。

(三)结节性多动脉炎

结节性多动脉炎(Ployarteritis Nodosa)又称坏死性血管炎,为全身多个器官或多个系统的坏死性中小动脉炎。眼部可表现为结膜水肿,充血,结膜下出血,结节状巩膜炎及坏死。眼底表现大多继发于肾性高血压。FFA 出现相应表现。

眼底表现

(1)动脉管径不均匀狭窄(图 15-9)。

(2)静脉扩张迂曲。

(3)视网膜星芒状斑、棉绒斑、水肿、出血。

(4)视盘水肿。

(5)脉络膜散在黄白色病灶。

(四)皮肌炎

皮肌炎(Dermatomyositis)是一种主要侵犯皮肤及横纹肌的结缔组织病。眼部表现为眼睑皮肤红斑,可有复视觉、斜视。眼

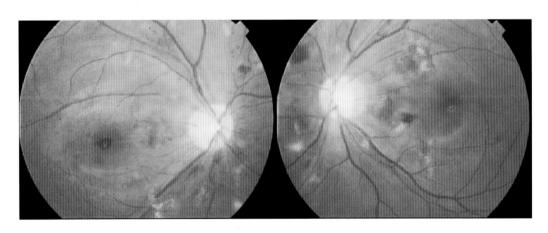

图 15-8 APS。双视盘色淡,多个棉絮斑及出血灶,部分出血中心有白点,黄斑樱桃红。

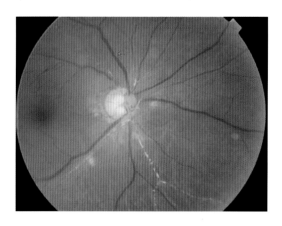

图 15-9 结节性多动脉炎。右眼动脉普遍变细,下方呈白线状,静脉扩张,粗细不匀,网膜散在小片棉絮斑。

底改变较少出现。

眼底表现

(1)视网膜水肿、出血、棉絮斑。

(2)视网膜静脉扩张迂曲(图 15-10)。

(3)视盘水肿。

(五)白塞病

白塞病是一种影响全身多种器官的慢性免疫病,又称皮肤黏膜眼综合征。主要表现为反复发作的口腔溃疡、皮肤结节样红斑、皮下栓塞性静脉炎及皮肤刺激过敏、生殖器溃疡、复发性前房积脓性虹膜睫状体炎和视网膜脉络膜炎等,多见于男性青壮年。

1.眼底表现

(1)玻璃体混浊。

(2)视网膜血管迂曲,出血。

(3)脉络膜视网膜渗出病灶。

(4)视盘水肿。

2.FFA 表现

(1)广泛脉络膜视网膜血管及视盘周围荧光渗漏(图 15-11)。

(2)无灌注区:脉络膜视网膜血管阻塞所致。

(六)Wegener 肉芽肿

Wegener 肉芽肿又称坏死性肉芽肿,在眼部可表现为结膜炎、巩膜炎、角膜炎、上睑下垂、眼球突出、眼肌麻痹、视神经炎。眼底表现多样,FFA 出现相应改变。

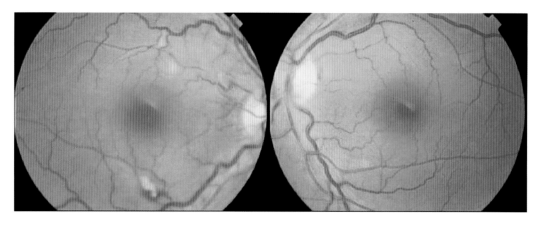

图 15-10 皮肌炎。双眼视网膜静脉充盈、迂曲,右眼上下血管弓处可见棉絮斑。

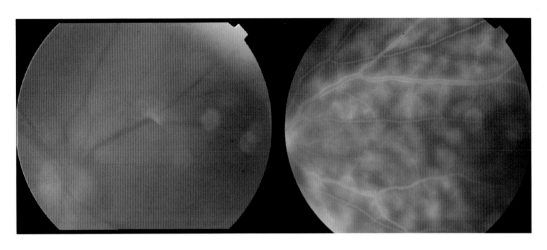

图 15-11　白塞氏病。玻璃体混浊,视盘边界不清,视网膜静脉充盈,粗细不匀,FFA 显示广泛脉络膜视网膜血管荧光素渗漏,大静脉管壁着染。

眼底表现

(1)视网膜出血、渗出、棉絮斑。

(2)视网膜动脉栓塞、视网膜静脉阻塞。

(3)视网膜血管炎。

(4)视网膜新生血管、玻璃体积血、新生血管性青光眼。

(七)结节病

结节病(Sarcoidosis)是一种多系统发病的肉芽肿性疾病,病因不明。结节病的眼部表现从前节到后节均有侵犯。后节病变占 14%~28%。眼底表现多样,FFA 出现相应改变。

眼底表现

(1)玻璃体炎。

(2)脉络膜视网膜炎、视网膜静脉周围炎(图 15-12):血管旁蜡泪状灰白渗出,血管白鞘。

(3)血管阻塞、视网膜新生血管形成。

(4)视盘肉芽肿(图 15-13 和图 15-14)。

(八)大动脉炎

大动脉炎(Takayasu's arteritis),又称无脉症、高安氏病,这是一种累及主动脉及其主要分支的慢性非特异性炎症。眼底改变与动脉受累部位密切相关。眼底表现主要为慢性缺血和高血压性眼底改变,FFA 出现相应改变。

眼底表现

(1)视网膜静脉扩张、管径不均,视网膜毛细血管扩张。

(2)视网膜念珠状、葡萄状小血管瘤(图 15-15),伴出血、渗出、棉絮斑。

(3)视网膜血流缓慢呈颗粒状,视盘周围的血管发生吻合和新生。

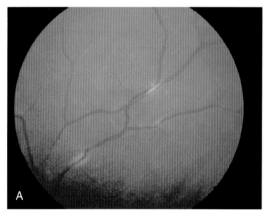
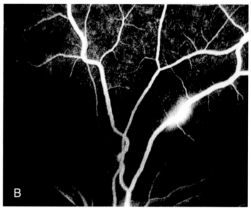

图 15-12 结节病。局部静脉周围炎,FFA 显示荧光素渗漏。

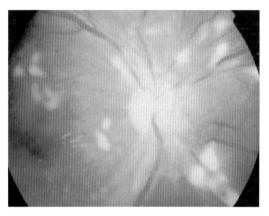
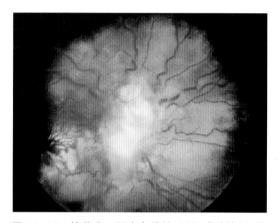

图 15-13 结节病。静脉迂曲扩张,视盘肉芽肿样组织增生。

图 15-14 结节病。视盘色浅淡,视网膜动脉细,静脉扩张,后极部乳头附近较多灰白色渗出及肉芽肿样结节。

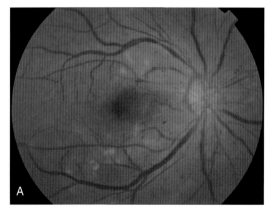
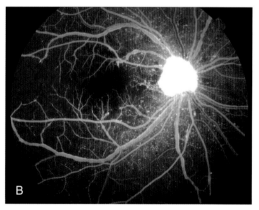

图 15-15 右眼视盘新生血管,周围点状出血,小片状棉絮斑,视网膜静脉高度充盈扩张,粗细不匀,呈腊肠状。FFA 显示视盘荧光素渗漏,周围弥漫强荧光点(微血管瘤)和散在小片状荧光遮蔽(出血),静脉串珠状。(新疆医科大学徐琳供图)

三、血液病

(一)贫血

贫血是指血液循环中红细胞比积、血红蛋白浓度和(或)红细胞计数低于正常值。任何类型贫血眼底均会出现改变,但眼底改变难以反应贫血的类型,血红蛋白减为 5g/L 以下,或为正常的 30% 时,将会发生贫血性眼底改变。

眼底表现

(1)视盘苍白。

(2)视网膜弥漫水肿。

(3)视网膜动静脉难以区分。

(4)视网膜出血(火焰状/圆形/Roth 斑)(图 15-16)。

(5)视网膜灰白色渗出等。

(二)白血病

白血病是一种常见的造血系统恶性疾病。其特点为白细胞及其前身幼稚细胞在骨髓及其他造血组织弥漫异常地增生,进而浸润人体组织器官,产生各种症状,外周血液中白细胞的质和量发生变化。各种类型的白血病眼底均可有改变,一般较多见于急性和粒细胞型。

眼底表现

(1)视网膜静脉扩张迂曲(图 15-17)。

(2)视网膜广泛苍白混浊。

(3)视网膜出血(有白色中心的梭形出血斑)。

(4)视盘水肿和视网膜渗出。

(三)红细胞增多症

红细胞增多症是外周血液中单位体积的血红蛋白浓度明显高出正常范围的总称。红细胞增多症引起的眼底改变主要与血容量与血液黏滞度增高所致血循环缓慢有关。当红细胞计数平均增加到 7.8×10^{12}/L,血红蛋白达到 115g/L 时,可发生眼底改变。

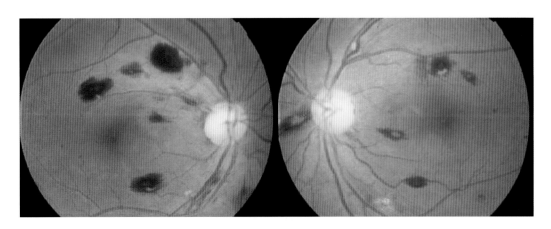

图 15-16 贫血。双眼后极部可见片状出血,部分出血中心有白点(Roth 斑)。

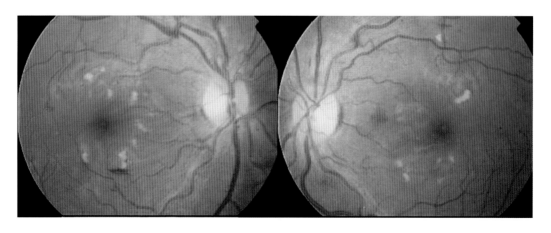

图 15-17　白血病。双眼视网膜静脉充盈迂曲,后极部多个白色斑块,伴少量出血。

眼底表现

(1)眼底静脉高度扩张迂曲,血柱呈暗紫色,管径粗细不匀,有时呈腊肠状(图 15-18)。

(2)眼底橘红色变成紫红色。

(3)视网膜出血。

(4)视盘水肿等。

(四)血小板减少性紫癜

原发性血小板减少性紫癜是因血小板减少所致的出血性疾病。

眼底表现

(1)视网膜出血最常见,多为在视盘附近浅层小出血(图 15-19)。

(2)继发性者则合并有其他眼底改变。

四、感染性疾病

(一)结核性

结核性脉络膜视网膜炎为发生于视网膜和脉络膜的结核感染,多继发于全身

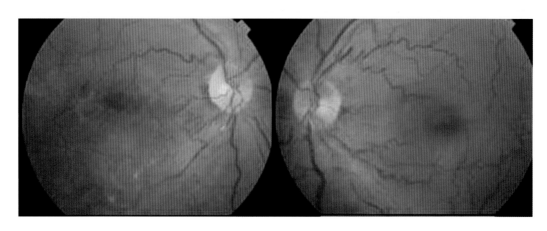

图 15-18　红细胞增多症。双眼视盘无水肿,视网膜静脉高度扩展迂曲,色暗红。

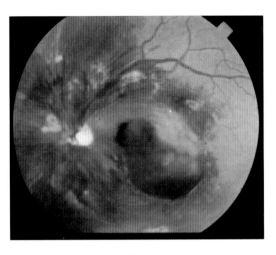

图 15-19 血小板减少性紫癜。视网膜广泛出血。

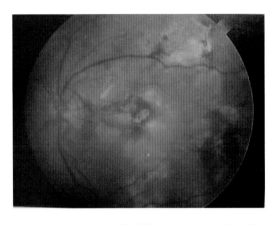

图 15-20 男,12 岁,结核性脑膜炎患者,黄斑颞侧可见黄白色粟粒样病灶,大小不等,深浅不一。

的结核感染。

眼底表现

(1) 脉络膜视网膜粟粒性结核 (图 15-20):散在灰白色至灰黄色小结节,境界模糊,略隆起。小者如针头,大者直径有 1~2 个视网膜静脉管径;伴视网膜水肿及出血点。

(2) 结核性播散型脉络膜视网膜炎

(图 15-21):多发而散在斑块状圆形病灶,微隆起,灰黄色或奶酪色,边缘模糊,1/3~1PD;病程较长者可伴有脉络膜视网膜萎缩、色素沉积。

(3) 脉络膜结核瘤(图 15-22):脉络膜结节状隆起,灰白色或黄白色,边缘模糊,随病程进展逐渐增大,向玻璃体内呈半球形隆起,形成结核瘤;瘤体周围有卫星样小结节,伴玻璃体云絮样尘混;久之,形成

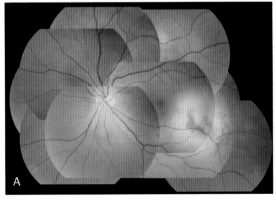

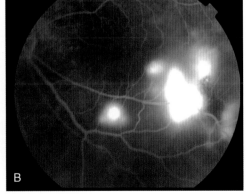

图 15-21 结核性多灶性脉络膜视网膜炎(左眼),多个斑块状病灶,伴色素沉着。

结缔组织白色斑块,周围色素沉着。

(二)巨细胞病毒性视网膜病变

巨细胞病毒性视网膜病变(cytomegalovirus retinitis)常见于免疫力严重低下的患者。

眼底表现

(1)玻璃体可以透明。

(2)视网膜血管炎。

(3)"奶酪+番茄酱"样病灶,即沿血管分布的浓厚黄白色病灶,边缘黄白色颗粒,视网膜出血(图15-23)。

五、肾脏疾病

(一)急性肾小球肾炎

肾小球肾炎儿童、青少年时期发病较多。局灶性肾小球肾炎无高血压,因而也无眼底改变。弥漫性肾小球肾炎在不同阶段都有高血压,但只有小部分患者有显著而持续的高血压。

眼底表现

(1)大多数患者眼底正常,眼底病变轻微,且全身病情好转不久即消退(图15-24)。

(2)少数患者轻度小动脉狭窄。

(3)偶见轻度视网膜水肿。

(4)少数线状或火焰状出血及棉絮斑。

(5)极少数视盘边界模糊。

(二)慢性肾小球肾炎

可缓慢进行或反复发作,或由急性期静止一段便转入终末期,少数出现急进型高血压。

眼底表现

(1)早期视网膜小动脉功能性收缩,日久可发生视网膜动脉硬化。

(2)合并贫血者视盘颜色浅淡,视网

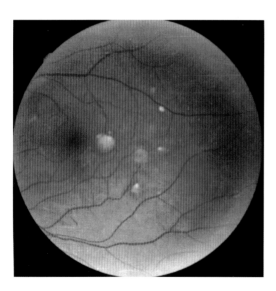

图15-22　肺结核患者黄斑颞下方灰黄色隆起病灶,伴色素沉积。FFA 显示病灶处荧光素渗漏。

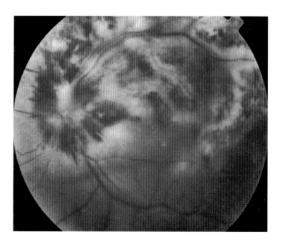

图15-23　后极部大片黄白色渗出及出血,"奶酪番茄酱样"表现。

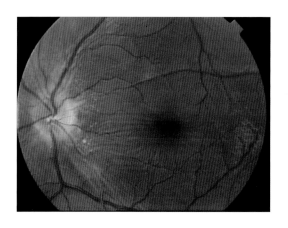

图 15-24　亚急性肾小球肾炎，可见左眼视盘边界轻度模糊，视网膜动脉细窄，反光强，视网膜轻度水肿，视盘和黄斑之间可见皱褶，黄斑区大致正常。

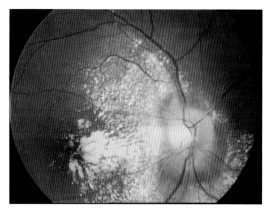

图 15-25　慢性肾小球肾炎,眼底彩色照片可见右眼视盘边界轻度模糊，视网膜动脉细窄，视盘周围至黄斑区可见大量视网膜下硬性渗出，黄斑区渗出呈星芒状。

膜水肿,大片渗出(图 15-25 和图 15-26)。

(3)散在棉絮斑和不规则形含白心的白斑,前者可在血压急骤升高时出现。

(4)慢性肾炎视网膜病变、视盘病变,甚至渗出性视网膜脱离,说明病情严重。

(三)Alport 综合征

Alport 综合征是具有特征性的肾脏病变、眼部病变并联合感音神经性耳聋的一种遗传性疾病,又称"眼耳肾综合征"。Alport 综合征的发病机理目前考虑是基因疾病导致胶原Ⅳ异常而引起的基底膜病变。其遗传方式 80%以上为 X 染色体显性遗传,而常染色体显性遗传及常染色体隐性遗传较少。Alport 综合征的眼部异常的发生率以往报道在 11%~92%之间。可能出现的眼部异常有:前锥形晶体,前、后极性白内障,圆锥角膜,后部多形性萎缩,视网膜改变等。

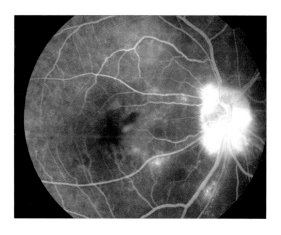

图 15-26　慢性肾小球肾炎,FFA 可见视盘大量荧光素渗出,视网膜动脉细窄,视盘周围散在血管瘤样强荧光。

眼底表现

(1)黄斑区周围视网膜斑点:为明亮的黄白色致密斑点,对称地环形散布于双眼黄斑区外周和上下血管弓之间,在接近黄斑区时逐渐聚集呈现一相对划界的近圆形内界,不侵犯黄斑区(图 15-27);

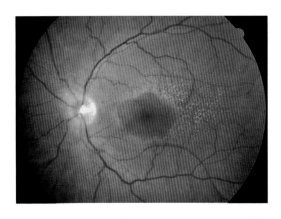

图 15-27　Alport 综合征。男性,18 岁, 肾小球病变,听力障碍,黄斑周围明亮的黄白色致密斑点,散布于黄斑区外周。

这些斑点的性质和意义目前还不明确;

荧光血管造影检查通常是正常的，检眼镜下所见的视网膜斑点在 FFA 中不能显示。

(2)中周部及周边椒盐样视网膜病变。

(3)视网膜血管的迂曲。

(4)继发性高血压、肾衰相关眼部表现。

(陈有信)

参考文献

1. A. Agarwal, Gass'Atlas of Macular Diseases, 5ed, Chapter 11, Inflammatory Diseases of the Retina.

荧光素眼底血管造影术语

（1）激发滤光片（emission or excitation filter）

由玻璃体或明胶制成的滤光片，放在光源和病人眼球之间，以限制进入眼内的光线。

（2）屏障滤光片（barrier filter）

由玻璃体或明胶制成的滤光片，放在病人眼球和胶片之间，以限制到达胶片的光线。

（3）荧光（fluorescence）

是一种电子现象。化合物对光线的吸收过程即引起化合物分子的活跃，分子中的电子获得一定能量而跃入高能轨道。发光物体所发射的光线波长比其吸收光线的波长要长些。在荧光素眼底血管造影时，荧光素吸收 490nm 的蓝光激发光，而发射出 520nm 的绿色光。

（4）眼底自发荧光（fundus autofluorescence）

是指荧光染料注入血管前眼底出现的自发光。利用特殊眼底照相方法，通过记录荧光物质的分布，观察眼底正常或异常组织所发射的荧光。

（5）假荧光（pseudo fluorescence）

当激发滤光片与屏蔽光片的选择欠佳，有些光谱未能被屏蔽滤光片滤除，在荧光素注射前某些白色或反光的组织，如巩膜、色淡的视盘和硬性渗出等均可显示"荧光"，称为假荧光。正确匹配滤光片可屏蔽假荧光。

（6）背景荧光（background fluorescence）

透过视网膜色素上皮层见到的脉络膜荧光。不同的色素上皮密度及脉络膜充盈形态可呈现不同的背景荧光。

（7）脉络膜荧光（choroidal flush）

透过视网膜色素上皮层看到的脉络膜毛细血管荧光。它是在动脉前期和动脉早期，脉络膜毛细血管充盈荧光时看到的背景荧光。

（8）层流（laminar flow）

血管内的血液分层流动，静脉尤为明显。因血管壁血液流动缓慢引起。

（9）强荧光（hyperfluorescence）

在眼底任何部位荧光强度增加均称为强荧光，常分为以下四种情况：

渗漏（leakage）：荧光素从血管内漏至血管外，或从 RPE 屏障异常处渗漏。

色素上皮窗样缺损（pigment epithelium window defect）：由于视网膜色素上皮缺损，增加了背景荧光的透见，好似色素上皮开了一个"窗口"，从而更容易显露脉络膜荧光，也称透见荧光（transmitted fluorescence）。

染料积存（pooling）：荧光素弥散至组织层间空隙中，导致染料积存。

组织着染（staining）：组织结构吸收荧光素，即组织着染或染色。

（10）弱荧光（hypoflurescence）

任何情况下的荧光强度降低均为弱荧光，常分为以下三种情况。

遮蔽（挡）荧光（blocked fluorescence）：被不发荧

光的结构遮挡,即所谓遮蔽荧光,常见者为出血或色素。

充盈缺损(filling defect):由于血循环被阻,阻塞部位以后无荧光流过,血管充盈缺陷,如视网膜血管阻塞,毛细血管闭锁等所致毛细血管无灌注,出现弱荧光。

无灌注(nonperfusion):毛细血管闭锁等所致的毛细血管无灌注。

(11)吲哚青绿血管造影(indocyanine green angiography,ICGA)

以吲哚青绿作为荧光染料进行血管造影,用于脉络膜血循环研究。

(12)黄斑拱环(boundary of fovea capillary free zone)

在正常的黄斑暗区,暗淡的脉络膜荧光衬托出单层毛细血管网,其最近中心的毛细血管形成一个环,环绕中心凹无血管区。

(13)黄斑囊样水肿(cystoid macular edema)

黄斑区视网膜内液体及染料的积聚,呈现花瓣样外观。

(14)浆液性脱离(serous detachment)

由于浆液性渗出引起的视网膜神经上皮或色素上皮的隆起。

(15)出血性脱离(hemorrhagic detachment)

出血导致的视网膜神经上皮层或色素上皮层的隆起。通常由新生血管引起,但由于出血可能无法看清。

(16)侧支循环(collaterals)

起源于正常视网膜毛细血管的异常扩张血管,常出现在血管阻塞区域或连接阻塞支与未阻塞支。通常是静脉连接于静脉,动脉连接于动脉。侧支循环常发生在动脉、静脉或毛细血管阻塞后,其内的血液循环较正常循环慢。

(17)短路血管(shunt vessel)

动静脉的直接吻合。可发生在视网膜血管阻塞后,亦可见于先天发育性异常。造影时,短路血管很快充盈,通常不渗漏荧光素,附近的毛细血管床多不正常。

(18)臂-视网膜循环时间(arm-retinal circulation time,A-RCT)

是指荧光素从肘静脉注射后,经右心、左心、主动脉、颈总动脉、颈内动脉、眼动脉到达视网膜的时间。大体上讲,臂-视网膜循环时间约为10~15秒.

(19)荧光素血管造影分期(phase of an angiogram)

通常分为五期:动脉前期、动脉期、动静脉期、静脉期、再循环期。其中动脉期、动静脉期、静脉期构成脉络膜至视网膜的第一个循环周期,被称为运送期(transit phase)。

动脉前期(prearterial phase):从静脉注入荧光素开始至视网膜动脉出现荧光的时段。脉络膜在此期充盈。

动脉期(arterial phase):从视网膜动脉早期充盈到视网膜静脉出现荧光的时段。

动静脉期(arteriovenous phase):动脉晚期(即动脉内仍有荧光而静脉已开始充盈)至动脉内完全无荧光、静脉完全充盈的时段,界于动脉期和静脉期之间。

静脉期(venous phase):静脉开始充盈至完全排空的时段。

再循环期(recirculation phase):荧光素在视网膜血管内的再循环,由于荧光素在肾脏的部分排出,此期荧光较运送期弱。

(20)吲哚青绿血管分期按造影时间段分为造影早期、中期及晚期

造影早期:指染料注入5分钟内。如前所述,吲哚青绿血浆清除第1个高峰在染料注入后的3~4分钟,因此该期的脉络膜血管荧光最强,大的脉络膜动脉、静脉及视网膜血管均可见到。

造影中期:指染料注射后5~20分钟,此期脉络膜静脉开始模糊,逐渐与朦胧的脉络膜毛细血管融为一体,成为弥散性均匀一致的脉络膜荧光。

造影晚期:指染料注射后20~40分钟,吲哚青绿血浆清除第2个高峰在染料注入后1小时的特性保证了后期像的可观察性,该期的视盘荧光暗黑,脉络膜大血管呈弱荧光轮廓。

(李筱荣 胡立影)

中英文名词缩略表

AION(anterior ischemic optic neuropathy)前部缺血性视神经乳头病变

AMD(age-related macular degeneration)年龄相关性黄斑变性

APMPPE(acute posterior multifocal placoid pigment epitheliopathy)急性后极部多灶性鳞状色素上皮病变

APS(anti-phospholipid syndrome)抗磷酯综合征

A-RCT(arm-retinal circulation time)臂–视网膜循环时间

ARN(acute retinal necrosis syndrome)急性视网膜坏死综合征

AZOOR(Acute Zonal Occult Outer Retinopathy)急性区域性隐匿性外层视网膜病变

Best病(vitelliform dystrophy)卵黄样黄斑营养不良

BRAO(branch retinal artery occlusion)视网膜分支动脉阻塞

BRVO(branch retinal vein occlusion)视网膜分支静脉阻塞

CSC(central serous chorioretinopathy)中心性浆液性脉络膜视网膜病变

CME(cystoid macular edema)黄斑囊样水肿

CRAO(central retinal artery occlusion)视网膜中央动脉阻塞

CRVO(central retinal vein occlusion)视网膜中央静脉阻塞

DI(diabetic iridopathy)糖尿病虹膜病变

DR(diabetic retinopathy)糖尿病视网膜病变

FAF(fundus autofluorescence)脂褐质相关自发荧光

FEVR(familial exudative vitreoretinopathy)家族性渗出性玻璃体视网膜病变

FFA(fundus fluorescence angiography)荧光素眼底血管造影

HRVO(hemiretinal vein occlusion)半侧性视网膜静脉阻塞

IA(iris angiography)虹膜血管造影

ICGA(indocyanine green angiography)吲哚青绿眼底血管造影

IFA(fluorescein angiography of the iris)虹膜荧光素血管造影

IICGA(indocyanine green angiography of the iris)虹膜吲哚青绿血管造影

IRAF(infrared autofluorescence)红外自发荧光

IRMA(intraretinal microvascular abnormalities)视网膜内微血管异常

NPDR(non-proliferative diabetic retinopathy)非增殖型糖尿病视网膜病变

NVG(neovascular glaucoma)新生血管性青光眼

NVI(iris neovascularization)虹膜新生血管

OCT(optical coherence tomography)光相干断层扫描

OIS(ocular ischemic syndrome)眼缺血综合征

PDR(proliferative diabetic retinopathy)增殖型糖尿病视网膜病变

PM(pathological myopia)病理性近视

RAO(retinal artery occlusion)视网膜动脉阻塞

ROP(retinopathy of premature)早产儿视网膜病变

RP(retinitis pigmentosa)视网膜色素变性

RVO(retinal vein occlusion)视网膜静脉阻塞

SLE(Systemic Lupus Erythematosus)系统性红斑狼疮

VKH(Vogt-Koyanagi-Harada syndrome)小柳原田综合征

XFS(exfoliation syndrome)剥脱综合征